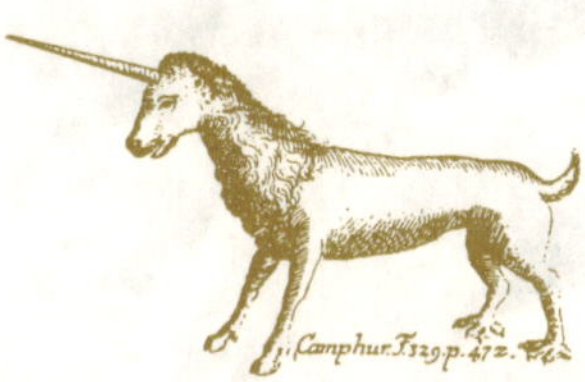

メルロ＝ポンティと病理の現象学

Tetsuo Sawada
澤田哲生

人文書院

メルロ＝ポンティと病理の現象学　目次

第二部　幻影肢

第三部　精神分析・精神病理学・文学

メルロ＝ポンティと病理の現象学

凡例

・文献を引用する際は、略号と頁数を明記する。略号は本書末尾の書誌を参照。邦訳のある外国語文献は、その頁数をスラッシュで区切って併記する。既刊の翻訳は可能な限り参照したが、いくつかのものを除き、基本的には著者が訳出した。

・引用文中の亀甲括弧〔 〕は、著者による補足である。それ以外の括弧（ ）、［ ］、等々は、作者もしくは編集者のものである。両者が同じ括弧を使用している場合は、引用文中もしくはその終わりに注記する。

・傍点が付された文章は、著者による強調である。引用文のなかの傍点は、作者のものである。著者の傍点と各作者の傍点が引用中で混在する場合は、著者の付けた傍点とその旨（強調は引用者）を明示する。

・鍵括弧「 」のなかの鍵括弧は二重括弧『 』とする。

・メルロ＝ポンティが意図的に大文字で記す用語（Museé, Parti, etc.）および本論に固有の表現（方針1、方針2、等々）には、三角括弧〈 〉を用いる。

・精神疾患の病名について。本書では、現代の疾病分類（ＤＳＭ分類）に存在しない語（「ヒステリー」、「失語」）や、現代では不適切と考えられる用語（「精神分裂病」）が使用される。これらの語は、しかしながら、メルロ＝ポンティの時代においては通用していた表現であり、彼は、これらの語と概念の範囲内で思索を行っていた。彼の議論の時制とオリジナリティーを尊重するために、本書では、これらの用語を使用する。読者各人のご理解を請いたい。

序論

現象学と病理学

人間をはじめとする有機体は生きている限り、病を避けることはできない。身体上の些細な損傷から癌やALSのような大病まで、病は、人間の生活に、一生涯つきまとう問題である。病に罹《かか》ったことがない人間などは、決していないはずである。病に罹らない人間や病のない生を考えることの方が、むしろ病的だろう。この意味で、病は、人間にとって、極めて否定的な現象であると同時に普遍的な現象でもある。

現象学という哲学がある。この哲学は、一九世紀末に、オーストリアの哲学者エトムント・フッサールが創始した。フッサールが主張するには、現象学は、心理学、物理学、生理学、等々、特定の立場を基点として人間を分析する方法を排除する。こうしたアプローチは、学問と科学の否定ではない。むしろ、両者の根拠の探求である。フッサールは、この探求を「自然的な世界のエポケー」、「形相的還元」、「超越論的還元」、等々の方法概念を用いて、順番に進めてゆく。そして、これらの方法からありのままに抽出された純粋な経験を、彼は「体験（Erlebnis）」と呼ぶ。現象学は、この体験の内部にいる人間が、外部世界や他者との間で構築する関係の構造を分析する。この構造は、意識の「志向性」と呼ばれる。感情、思考、判断、認識、欲求、等々、人間の様々な体験は、意識されるにせよ、そうでないにせよ、その外部の事象（世界、他者）に向けてある一定の志向を発信しているのである。

ところで、現象学は、体験とその構造（「志向性」）を、特定の基準から序列化するのではなく、ありのままに分析することを重視する。したがって、フッサールは、現象学を、「所与性の本質と、さまざまな対象の様相の構成の在り方を洞察する作業」（Hua. II, 73/115）と定義する。ある事柄が体験され、人間はその体験を、一つの対象として理解（「志向」）しようとする。現象学者は、この時の体験が、現実に存在するのかしないのか、正しいのか間違っているのか、等々について検証する作業よりも、その「与えられ方」そのものを検証する。アルフォンス・ドゥ・ヴァーレンスが適切に述べるように（Waelhens 1956, 324）、現象学者は、経験を、「われわれに現れるまま」記述し分析する。したがって、現象学は、不可解もしくは無意味に見える患者の体験を、安直に否定することはしない。むしろ、患者が、外部の世界や他者を、現実にどのように知覚し、認識しているかを重点的に分析する。こうした学問的な性格により、現象学は病的現象の分析に極めて適した方法なのである。

メルロ＝ポンティと病理の現象学

実際に、フッサールの現象学は、創設されるやいなや、哲学者たちの関心を引くにとどまらず、医学領域における分析方法としても重要視されるようになった。精神科医のルートヴィッヒ・ビンスヴァンガーは、フッサールの現象学とハイデガーの実存論的分析の方法から、精神疾患の分析に新たな方向性（現存在分析）を示した（Binswanger 1930）。フランスで活躍した精神科医のウージェーヌ・ミンコフスキーも、アンリ・ベルクソンとフッサールの直観理論を用いて、精神疾患の患者を分析している（Minkowski 1933）。生理学と脳神経科学を専門とし、高次脳機能障害研究の先駆者である、クルト・ゴルトシュタイン（Goldstein 1934）とその学派——そして弟子のアロン・グールヴィッチ（Gurwitsch 1937）——も、この障害を分析する際に、現象学の方法を採用した。

今日のヨーロッパで最も注目されている現象学者のマルク・リシールは、フッサール現象学を発展させ、そこから生まれた諸概念を用いて、病的な現象を分析している（Richir 2000 ; 2004）。かたや、秀抜なハイデガー研究者であるフランソワーズ・ダストゥールとエリアーヌ・エスクーバスは、ビンスヴァンガーの現存在分析を研究するサークル（Ecole française de Daseinsanalyse）を開き、医療関係者と活発な議論を行っている。日本でも、医療現場（看護、リハビリ、終末医療、等々）における医師、看護師、患者の対人関係とその構造を、現象学的な視点から考察する試みが、今日盛んに実践されている（看護研究 44-1）。

現象学的な視点から病的な諸現象を論じる試みは、決して新しいものではない。それどころか、先に見た通り、現代の哲学研究のなかでは、主要な方法の一つですらある。しかし、哲学の知見を応用して、病的な現象を説明する際に生まれる課題とリスクは、決して少なくない。ある場合に、病的な現象は、哲学の諸概念の型に嵌め込まれてしまう。別の場合に、哲学の諸概念が、医学や生理学の用語と概念に絡め取られることで、哲学の概念を適用する意義そのものがなくなってしまう。このように、現象学も含めた哲学の諸概念を他分野に接続する上で、いまだに数多くの課題と問題点が残されている。

では、どのような方針の下で、病を現象学の知見から分析するべきなのか。この種の試みには、どのような意義があるのだろうか。この問題を考察するにあたり、モーリス・メルロ＝ポンティ（一九〇八―六一年）による病的現象へのアプローチは、私たちに重要な示唆を与えてくれる。メルロ＝ポンティは、エマニュエル・レヴィナスやジャン＝ポール・サルトルとならび、二〇世紀前半のフランスに、フッサール現象学を導入した最初の世代に属する。自らの現象学哲学を構築するために、彼は、多くの著作のなかで、病的な現象を積極的に援用している。ゴルトシュタイン学派（アデマール・ゲルプ、ヴィルヘルム・ベナリー、ユリウス・シュタインフェルト）が分析した高次脳機能障害（症例シュナイダー）、フランス思想史と科学史（デカルト、ジャン＝マルタン・シャルコー、ジャン・レルミット、ポール・シルダー）のなかで議論され続けた幻影肢の現象、精神病理学の領域（ルートヴィッヒ・ビンスヴァンガー、ウージェーヌ・ミンコフスキー、フランツ・フィッシャー）で扱われたヒステリー性の失声や精神分裂病、精神分析領域（ジークムント・フロイト）で議論された神経症とヒステリー（症例ドーラ）、等々――本書が論じる症例に限っても、メルロ＝ポンティが参照し、現象学的な視点から分析に取り組む症例は多岐にわたる。

彼が、これらの病的な現象をどのように捉え、また、どのようにアプローチしたかを考える試みは、現象学と病理学の関係を考える上で、極めて重要である。こうした展望と問題設定のなかで、本書では、メルロ＝ポンティの現象学の病的な現象へのアプローチとその射程および意義を考察する。

メルロ＝ポンティの生涯

メルロ＝ポンティという名前は、哲学の専門家以外には、必ずしも馴染みのある名前ではないので、彼の生涯をここで簡単に描写しておきたい[1]。モーリス・メルロ＝ポンティは、一九〇八年三月一四日、フランス南西部の大西洋に面したロシュフォール・シュル・メールで生まれた。ヨーロッパで一九〇八年生まれの人物を探すと、フェミニズム運動の先駆者であるボーヴォワール（一月）、画家のバルテュス（二月）、指揮者のカラヤン（四月）、構造主義の思想的潮流を作り出したレヴィ＝ストロース（一一月）などがいる。日本は、明治四一年であり、この翌年に、太宰治（六月）と松本清張（一二月）が生まれている。

（1）村上隆夫は、メルロ＝ポンティの出生にまつわる出来事と思想の関係を詳細に分析している（村上 1992, 12-69）。加賀野井秀一は、学生時代のメルロ＝ポンティの思想形成を、新しい史料も参照しつつ明快に説明している（加賀野井 2009, 23-69）。本書では、メルロ＝ポンティの病理論との関係にしぼって、彼の経歴を簡便に紹介する。より詳しい情報が知りたい読者は、この二冊の著書を参照していただきたい。

メルロ＝ポンティ一家は、モーリスが高校生になる頃、パリに居を移す。モーリスは、高校卒業後、フランスの知的エリートが集う高等師範学校に入学する。ここで、サルトル、ボーヴォワールと知り合い、レヴィ＝ストロースとともに教育実習を受けている。この時期、フッサール現象学に関心を持ち始め、フッサールのパリ講演（一九二九年、後の『デカルト的省察』）を聴いている。自分の出生にまつわる秘密（婚外子）を知ったのも高等師範学校在学中である。

一九三〇年、二二歳の時に、哲学の教授資格試験に合格し、研究と教育の生活に入る。一九三一年から三三年まで、ボーヴェの高校で教鞭を取り、三四年から三五年まで、シャルトルの高校で教育活動を続ける。本書の序章で論じる研究計画（一九三三年）と研究報告（一九三四年）は、この時期に執筆されている。アロン・グールヴィッチと出会い、病理学の知識を深めたのもこの時期である。この時代の研究は、一九三八年に完成した『行動の構造』（戦争の影響で、出版は一九四二年）に結実する。

『行動の構造』の出版後、メルロ＝ポンティは、自らの知覚理論を発展させるために、フッサール現象学の研究に本格的に着手する。その一環として、彼は、一九三九年四月一日から七日まで、ベルギーのルーヴァンにあるフッサール文庫を訪問する。当地には、フッサールの遺稿が保管されており、メルロ＝ポンティは、当時出版されたばかりの『経験と判断』、『ヨーロッパ諸学の危機と超越論的現象学』、等々を閲覧している。メルロ＝ポンティは、後期フッサールの思想（生活世界、前述語的判断、等々）を評価するが、このスタンスは、このルーヴァン訪問とそこで閲覧した草稿に多くを負っている。なお、ルーヴァン滞在中、彼は、フッサールのフライブルク時代の弟子（であると同時に共同執筆者）のオイゲン・フィンクと面識を得ている。これら一連の現象学研究の成果が、一九四五年に公刊された『知覚の現象学』である。この著作は、ナチスによるパリ占領中に執筆された。『知覚の現象学』執筆の傍ら、彼は、ナチスの侵略により消滅の危機に晒されていた、フッサール文庫のルーヴァンからパリへの移管に、ヴェトナム出身の哲学者チャン・デュク・タオとともに尽力した。かたや、反ナチの活動として、サルトルらとともに「社会主義と自由」というレジスタンス・グループに参加する。

『行動の構造』と『知覚の現象学』で国家博士号を授与され、戦後の実存主義ブームの影響も手伝い、メルロ＝ポンティは、アカデミックなキャリアを順調に駆け上がってゆく。一九四五年から四八年まで、リヨン大学で哲学の教授を務める。一九四九年から五二年まで、ソルボンヌ大学で、児童心理学と教育心理学の講座を担当する。そして、一九五二年、デカルト研究の泰斗、マルシャル・ゲルーの推薦により、コレージュ・ドゥ・フランス哲学講座の教授となる。この学術機関の歴史は一六世紀に遡る。ルネサンスの芸術と科学をけん引したフランソワ一世は、カトリックの影響化にあったソルボンヌ大学に対抗するために、この機関を設立した。この機関の教授に選任されることは、当該の分野の第一人者であることを意味する。戦前は、アンリ・ベルクソンやポール・ヴァレリー、戦後は、レヴィ＝ストロースやミシェル・フーコー、等々、そうそうたる顔ぶれが教授陣を構成している。ここでは、学生の指導を行う必要がなく、年に十数回の講義を行うだけである。メルロ＝ポンティに博士課程で指導した弟子が少ないのは、彼が四四歳の若さでこの機関の教授に選任されたからである。以後、五三歳で突然の死を迎えるまで、彼は、コレージュ・ドゥ・フランスで教鞭を取り続ける。本書の第三部で言及する、症例ドーラの分析やクロード・シモン論は、この時の講義草稿である。

アカデミックな世界での順調な歩みとは対照的に、大学外の活動は紆余曲折に満ちている。サルトルは、『嘔吐』と『存在と無』により、戦後のフランス（そして、日本）に実存主義ブームを巻き起こした。メルロ＝ポンティとサルトルは高等師範学校以来の盟友であり、両者は、一九四五年に、『現代（*Les Temps Modernes*）』という総合雑誌を創刊する。これは現在も刊行されている雑誌である。メルロ＝ポンティは、創刊から五〇年代の前半まで、あらゆる面で、『現代』誌の指導的な役割を担う。しかし、一九五〇年の朝鮮戦争勃発をめぐり、サルトルの政治的な立場に違和感を覚え、彼と袂を分かつ。「サルトルとウルトラ・ボルシェヴィズム」（本書の第二部第二章で論じる）という論考で、メルロ＝ポンティは、サルトルの政治思想を幻影肢患者の行動と同列に扱い、生々しい批判を展開する。これは、彼のサルトルの思想に対する積年の不満が爆発した瞬間である。その後、彼は、『エクスプレス』誌（この雑誌も現在まで続いている）に移り、評論活動を行う。創刊者のマドレーヌ・シャプサルと知己を得たのを機縁に、この雑誌が特集したヌーヴォー・ロマンと呼ばれる作品群に関心を持つようになる。その成果の一端は、コレージュ・ドゥ・フランスでのクロード・シモン論やロブ・グリエへの言及に垣間見ることができる。

亡くなったのは、一九六一年五月三日。死因は、冠状動脈血栓症である。死後、メルロ＝ポンティの書斎には、四〇〇〇枚以上の紙片からなる草稿が残されていた。代表的な草稿は、『世界の散文』と『見えるものと見えないもの』であり、両草稿とも、死後間もなく、弟子のクロード・ルフォールの手で公刊された。

メルロ＝ポンティの死後も、フランスは多くの哲学者を輩出している。思想状況も現象学や実存主義から大幅に変化した。彼の思想は、しかしながら、死後から今日まで多くの研究者を魅了し続けている（詳しくは、「先行研究について」を参照）。とりわけ、「身体と言えばメルロ＝ポンティ」と言われるほど、彼の身体論は有名であり、哲学研究者のみならず他のさまざまな領域の専門家からも彼の身体論は注目され続けてきた。二〇〇八年には、日本を含む世界一五以上の国と地域で、この思想家の生誕一〇〇年を記念するシンポジウムが開催され、活発な議論が行われた。死後に残された草稿も、一九九〇年代から多数公刊され始めている。彼の哲学、しなやかな思考、それを支える流麗かつ明晰な文体は、時代と思想的な潮流が激しく移り変わる今日でも、多くの読者を魅了し続けているのである。

三つの方針

メルロ＝ポンティ個人の説明が長くなったが、彼の病理論に戻りたい。メルロ＝ポンティの病的現象へのアプローチを考察するにあたり、次の三点の文章を引用したい。以下三つの文章は、彼が病という現象をどのように考えていたかを、端的にではあるが、的確に説明している。これから詳しく見るように、メルロ＝ポンティは、病的現象を分析する際に、主に三つの方針を提示していたことが、以下の文章から読み取られるはずである。それぞれの方針に番号を付けて見てみよう。

〈方針1〉反射の古典学説は、行動の質的な変容を、仮象〔見かけ〕とみなす。この学説は、行動の質の変容を、ある回路の別の回路への単純な置き換えに切り縮めてしまう。病的な行動は、健常な行動からの引き算によって理解されてしまうはずである。〔…〕病者の行為、さらには、動物、子ども、「原始民族」の行為は、大人で、健常で、文明化された行動の崩壊ではない。これは、おそらく、現代の心理学のなかでも、異論の余地のない考え方である（SC, 18/42）。

ここでは、患者の行動分析の位相が説明されている。錐体路《すいたいろ》（延髄の錐体を通る経路）に障害を持つ患者は、足底を曲げようとすると、指が伸びて、反ってしまう。こうして、患者は通常通りに行動できなくなる。つまり行動に「質的な変容」が生じる。

メルロ＝ポンティが説明するには、この変容は、健常から異常への後退を単純に示してはいない。つまり、普段は正常に使える部位や機能が消失することで、病という現象が成立するわけではないのである。なぜなら、健常者から見ると、欠落しており理解不可能な行動にも、ある一定の形と意味が備わっていることを、この箇所でメルロ＝ポンティは主張しているからである。患者の症状を、健常な行動との欠損（「引き算」）と結論するのではなく、前者に固有の行動の構造を抽出する作業を、メルロ＝ポンティは重要視しているのである（本書第一部参照）。この方針は、後に詳しく見るように（本書第三部）、彼が現象学の諸概念を発展させる際に、重要な役割を担うことになる。続いて、第二の方針を見てみよう。

〈方針2〉ところが、それ〔「明晰なものと曖昧なものの関係を変える、まなざしの切り換え」〕以前には、諸現象は到達できないものであり、経験論は、これらの現象についてわれわれが行った記述に対して、それは理解できないものだといつも対立するはずである。この意味で、反省は、狂気と同じように、思考のシステムである。狂気は反省行為を理解していないが、反省は、自分自身と狂気を理解しているという違いがあるにしても、そうなのである（PhP, 31/163）。

この記述は、健常者の行動の位相を説明している。ここで言及されている「反省」という行為は、人間の諸活動のなかでも、とりわけ高次の認識機能である。反省行為は、物事を感情や心情という水準で直接的に判断せず、それを冷静に熟慮し処理することで判断を行う。引用のなかで、メルロ＝ポンティは、この高い客観性を備えた機能が、狂気と紙一重にあると主張している。同様のことを、彼は、ソルボンヌ講義でも、哲学者のアランの言葉を借りて、「最も健全な個体同士の関係すら、『魔術』の色合いを帯びる」（CS, 233）と指摘している。一見すると、極めてノーマルで明晰な対人関係も、健常さや明晰さに回収されない特徴を備えているわけである。

したがって、私たちが、高次の認識機能（知性、カテゴリー、等々）だけに過度に依存して、物事を理解しようとすると、期待された厳密な結果とは反対に、その行動は病的となる。こうした逆説的な事態を、メルロ＝ポンティは示唆しているのである。本論で見るように、高次の認識機能だけが展開する世界を、メルロ＝ポンティは、「平板化」した世界と呼ぶ。そして、一九四〇年代後半から、彼は、この考えを個人の知覚行為や認識活動だけではなく、人間の集団生活のなかで生まれる諸現象（文化、芸術、政治）の分析にも応用するようになる。患者の行動を、一つの事実として分析し、行動の構造を抽出する作業は、見かけ上では健常とみなされている生活を考え直す機会を提供してくれるのである。第三の方針に移りたい。

〈方針3〉ヒステリックな児童は、自分の背後に、まだ世界があるかどうかを知るために、振り向く。彼にはイメージが欠けているのではない。むしろ、知覚された世界は、彼には、根源的な構造を失ってしまったのである。この構造は、健常者には、〔世界の〕隠された外観を、見ることができる外観と同じように、確かなものにしている（PhP, 33/163）。

ここでは、患者の生活と現象学の概念の関係が説明されている。この引用によると、不安で絶えず後ろを振り返るヒステリーの児童は、決して、精神に異常をきたしているわけではない。この子どもは、自分の視界に入っている「世界」だけが世界だと思い込んでいる。今は見えないけれど、これから見えるようになる世界（背後）は、彼の生活と意識のなかに整合的に組み込まれていないのである。このことは、健常な人間が、現象学的には、世界のなかの見える部分だけを志向しているのではなく、見えない部分ともある一定の志向的な関係を構築していることを示している。

もちろん、健常者は、日常生活のなかで、志向性や世界の見えない部分とのつながり、等々に注意を払ってはいない。むしろ、これらを当たり前のものと考えて、日々を過ごしているはずである。病や精神疾患のような特殊な状況に置かれると、人間は、現象学の概念が健常だった時の生活をどれほどまで支えていたかをあらためて実感する。この意味において、患者の行動は、人間が健常時には注意を払っていない、行動の現象学的な側面（「志向性」、「世界」、そしてその「根源的な構造」）を垣間見せてくれる。

この三点の方針を、それぞれ要約すると次のようになる。（1）患者の行動は、健常な生活の否定的な側面を示しているのではなく、それ自体において固有の構造を備えている。（2）その分析作業は、患者の行動の構造分析にとどまらず、健常者の生活を考え直す機会を提供してくれる。（3）さらに、患者の行動を現象学的な視点から分析することで、現象学の諸概念の存在と機能が経験的に証明される――この三点を、メルロ＝ポンティによる病的な現象へのアプローチの主要な方針として確認しておきたい。

哲学史における病の位置づけ――カンギレムの病理論をてがかりにして

（1）　哲学史のなかの病

では、メルロ＝ポンティの病的現象へのアプローチは、思想史のなかでは、どのような位置づけにあるのか。さらに、それは、どのような意義を備えているのか。哲学史における病の位置づけを探りながら、この問題を検討してみたい。

病や狂気が、古来より、哲学者たちの関心を引いてきたことは言うまでもない。ただし、多くの哲学者たちは、病的な現象を、健常な生活との対比のなかで考察してきた。アリストテレスは、「自然の本性」を逸脱した様々なケースの一つとして、食人種の獣性（「獣的な性向」）を挙げている。

こうした獣性と同じように、自然の本性からの逸脱の契機として挙げられるのが、「病（ノソス）」もしくは「狂気（マニア）」である（Cf. Aristotle Ethics, 402-403/222-224（1148a-b））。

イマヌエル・カントは、「狂気」に囚われた人間が、健常者よりも、物理的には、大きな力を備えていることを認めている。しかし、カントの結論によると、そうした力は、最終的に理性の働きを弱め、当の人間に害悪を及ぼす（MdS, 224/247-248）。これらの言及は、哲学領域のなかで、病という現象が、健常な生活の逸脱として語られてきた事態を端的に示している。メルロ＝ポンティは、先に見たように、患者の行動を健常者の行動との対比（「引き算」）から説明するのではなく、その行動に固有の構造を抽出しようとする。彼の試みが、この意味で、伝統的なアプローチと一線を画すことは言うまでもない。

（2）　オーギュスト・コントの実証主義

ジョルジュ・カンギレム（一九〇四―一九九五）は、メルロ＝ポンティと同世代の科学哲学史家である。メルロ＝ポンティの処女作である『行動の構造』が出版された翌年の一九四三年に、彼は『正常と病理』と題された書物を出版している。健常な生活と病的な生活の思想史における変遷を論じたこの書物は、メルロ＝ポンティの病的現象へのアプローチとその思想史上の位相を考察する上で、導きの糸となる。

この試論のなかで、カンギレムは、ゴルトシュタインの症例分析を使用するメルロ＝ポンティの議論を評価しつつ、健常と異常の相対化という問題を論じている。病的な現象へのアプローチは、古くから、健常な生活との対比のなかで論じられてきた。カンギレムによると、このアプローチは、一九世紀のフランスで一つの方法として定着した。その方法はオーギュスト・コントの実証主義哲学である。「病理学的な状態は、生理学的な状態と根本的にまったく違わない。後者との関連で説明すると、前者は、ある何らかの外観の下で、可変的な境界を、程度の差こそあれ、拡張し、単純に延長しているだけである」（Comte 1838, 261 ; Canguilhem 1943, 21）。病的な現象の分析は、生理学の研究の延長線上にあるとコントは考えている。最初に、有機体の生命活動とその正常な機能――つまり、生命体に関する生理学的な知見――が生理学により規定値として定義される。次に、この規定値からの隔たり（「可変的な境界」、「拡張」、「延長」）を計測することで、症状とその特徴が特定される。

　カンギレムが指摘するには、コントは、生理学を基盤とする実証主義の方法を病理学だけでなく、政治哲学にも応用している。「ところが、生理学において、諸々の病理学的な症例は、動物実験とは別のものであるが、人間の直接的な実験と実際には等価である。なぜなら、これらの症例は、諸現象の通常の秩序をゆがめているからである。同じように〔強調は引用者〕、そして似たような動機から、諸々の政略が文明の発展を、程度の差こそあれ、止める傾向にあったさまざまな時代は、社会物理学に正しい実験要素を提供してくれるはずである」（Comte 1854, 130）。コントは、政治共同体を、社会物理学という方法で説明しようとする。この方法は、人間集団の進化を、生理学的な視点から説明する。症状は、コントによると、その正常な生理的状態（「通常の状態」）からの乖離である。かたや、政治の停滞や混乱は、有機体の症状と「同じように」、生理学的な問題である。

このように、コントが言う意味での生理学は、個体の発展を説明するだけではなく、人間集団や共同体の盛衰を説明することも目的としているのである。こうして、生理学を基盤とする実証主義は、政治学にも適用される。ゆえに、カンギレムは、「政治的な危機の治療法は、社会をその本質的で、永続的な構造に連れ戻し、進歩を社会静学（statique social）が定義する自然的な秩序の可変的な境界のなかでのみ、受け入れることにある」（Canguilhem 1943, 31）と適切に指摘する。医者が患者の行動を、生理学的な知見を基に、健常な状態に連れ戻すのと同じように、政治と為政者の課題は、コントによると、共同体をその本来想定される適切な構造に連れ戻すことにあるわけである。

（3）クロード・ベルナールの実験医学

コントが創設した実証主義的な方法は、カンギレムが説明するには、医師のクロード・ベルナールに受け継がれた（Canguilhem 1943, 37）。「生理学こそが科学的な医学の基礎である。というのも、生理学こそが病的な現象が持つ正常な生活との諸関係を提示し、それにより、これらの諸現象を説明してくれるからである」（Bernard 1865, 205）。生理学は有機体の健常な生活を探求し、そこから得られた成果を基に、病的な現象を説明する。ベルナールは、病的な現象の研究に最も適した方法を、「実験」と考えた。つまり、彼は、物理学や化学の分野で行われる実験という方法を、医学に導入したのである。「分析的ないし実験的な方法によってこそ、われわれは、現象の条件を決定することができる。自然界の物質と生命を持つ物質のどちらにおいてもそうである」（Bernard 1865,

107)。実験から得られた客観的な事実を、生理学の概念から検討することで、病の位相が明らかとなる。この場合に、病的現象の解明に固有の場は、ベルナールによると、「実験室」であり、患者の疾病体験や書物（「図書館」）から得られた知識ではない（Bernard 1865, 199）。

このように、ベルナールの方法は、コント以上に実証主義的である。この過度に実証主義的な方法は、医学領域を超えて、自然主義の作家たち（オノレ・ド・バルザック、エミール・ゾラ、等々）の作品構築の方法にも応用された。多くの作家たちは、登場人物を遺伝上の形質と物理法則（Cogny 1976, 17-20）に従って配置する。これにより、病は健常な生活の逸脱であるという視点が、いっそう人口に膾炙されるようになる。そして、健常（生理学）と非健常（病理学）の区分という過程を経て、病的な現象は、健常な生活から逸脱した一つの生活として考察されるようになった。言い換えるなら、病は、哲学ではなく、生理学もしくは文学が扱う対象となったのである。

（4）生命の表現としての病

コントとベルナールの実証主義的な方法に批判的な態度を取りつつ、カンギレムは、病が健常な生活の劣化ではなく、それ自体で生命体の生の形を表現していると主張する。

病に対するそうした見方（ゴルトシュタインの見方）のおかげで、われわれは、コントやベルナールから遠ざかっていることを、どれほどにも理解している。病は、生命体の積極的な刷新の経験であり、指小的ないし乗法的な一事実ではない。病的状態は、型の違いを除いて、健康というものの内容から演繹されることにはならない。つまり、病は、健康という事柄の次元における一つの変奏ではなく、生の新たな次元なのである（Canguilhem 1943, 122）。

病は、健常な生活の逸脱や否定ではない。病という現象そのもののなかで、生命体に固有の生活形式（「生の新たな次元」）は、すでに展開している。この文脈において、カンギレムは、メルロ＝ポンティが先年に出版した『行動の構造』の議論を評価する（Canguilhem 1943, 122, n. 1）。病は、健常な生の劣化した姿ではなく、そこには、生命体に固有の生、固有の行動の構造があること――これが、カンギレムの病的現象に対する見解である。こうした見解の下で、彼は、『行動の構造』の病的現象へのアプローチを評価する。病的現象の分析方法を実験室から解放し、患者の体験とその構造に移し換えたことが、メルロ＝ポンティの病理学の思想史上の重要性として確認される。

先行研究について

今日まで、メルロ＝ポンティの哲学と現象学は、多くの研究者たちの関心を引き続けている。彼の思想の中心に位置する「身体」を扱った先行文献は、膨大な数に上る。近年では、四〇〇〇枚以上の紙片からなる死後草稿の解読を通じて、メルロ＝ポンティの生涯と哲学の全貌解明を企てた研究も発表されている（Saint-Aubert 2006）。言語（加賀野井 1988）および絵画（Ménasé 2003 ; Mercury 2005）表現、主体の行為の制度化（Hirose 2004）、心身の発達（西岡 2005）、政治（金田 1996 ; Sichère

1982；松葉 2010）、等々、メルロ＝ポンティが現象学的な視点から論じた個々のテーマに関しても、優れた研究が国内外で数多く発表されている。

しかし、メルロ＝ポンティの病的な諸現象へのアプローチに関する包括的な研究は、依然として行われていない。彼が分析する病的な現象は、確かに、かなり早い時期から多くの研究で言及されている（例えば、Waelhens 1970；木田 1984；Bimbenet 2004）。しかし、これらの多くは、病的な現象を、メルロ＝ポンティが自分の思想の中心に位置づける「知覚」と「身体」の周縁、もしくは逸脱の一例と考えている。加えて、彼が参照した病理学関連の文献が、十分に参照されているとは言い難い。

他方で、メルロ＝ポンティの現象学の諸概念（身体や間主観性）を、脳神経科学や看護学に応用する研究も数多く発表されている（ギャラガー 2008；看護研究 44-1）。これらの研究は、メルロ＝ポンティが生前に扱うことができなかった、現代のさまざまな問題を、彼の現象学の知見に照らし合わせて論じている。とはいえ、本論で詳しく見るように、メルロ＝ポンティの議論と、彼が参照した病理学関連の文献にコーパスを限定したとしても、示唆に富んだ成果は得られるはずである。現に、この種の研究は今日まで発表されていない。病的現象がメルロ＝ポンティの哲学のなかで担う役割、そして、現象学が病的な現象にアプローチする可能性と方法の考察は、依然として開かれた問いとして残されているのである。こうした展望のなかで、本書はメルロ＝ポンティの現象学的病理学を論じる。

本書の構成

本書の流れをここで簡単に説明したい。本書は序章と三部の議論から構成されている。

・序章

若いころから、メルロ＝ポンティは病理学の議論に関心を持っていた。これは、アロン・グールヴィッチとの出会いと当時のフランス思想界への不満に由来する。序章では、彼が病的現象に関心を持つにいたる経緯を、主著の『行動の構造』と『知覚の現象学』以前の一九三〇年代に書かれたテクストとその読解を通じて、検討する。

・第一部

メルロ＝ポンティは、『行動の構造』（一九四二年、脱稿は一九三八年）と『知覚の現象学』（一九四五年）を発表し、一九四五年に国家博士号を授与される。この二冊の著作では、一九三〇年代以来の病的現象の探求が、最も具体的に実現されている。ここで、詳細に議論される症例は、シュナイダーの症例である。この症例は、ゴルトシュタインが第一次世界大戦後の傷痍軍人を分析することで、有名になった症例である。今日では、高次脳機能障害と呼ばれている。この障害の主な症状は、失認、失語、健忘、性的不能、アナロジー障害、等々である。第一部では、最初に、『行動の構造』の読解から、メルロ＝ポンティによる症例シュナイダーの分析とその位相を検討する（本書の第一部第一章）。次に、『知覚の現象学』における同症例の分析を検討し、そこで得られた成果を、後のテクスト（『世界の散文』、『眼と精神』）の議論に接続する（第一部第二章）。これにより、彼の病理学が、個人の症状だけではなく、文化や芸術といった集団的な現象にまで拡張されることが明らかとなる。最後の章では、高次脳機能障害の一症状である、色名健忘症（症例ベルクマン）を検討する。

・第二部

第二部では、メルロ＝ポンティによる幻影肢現象へのアプローチを検討する。メルロ＝ポンティは、一九三〇年代からこの症例に注目しており、『知覚の現象学』では、詳細な分析を行っている。そして、この分析から、現象学的にも、人間学的にも極めて重要な示唆を提示する。

他方で、この症例は、デカルト、シャルコー、レルミット、サルトル、等々、フランスの思想史なかで絶えず議論されてきた症例でもある。この第二部の最初の章では、彼らの議論を参照しつつ、メルロ＝ポンティの幻影肢現象へのアプローチが、思想史のなかで占める位置と価値について論じる。『知覚の現象学』の幻影肢論で、メルロ＝ポンティは、サルトルの情緒理論（『情緒論素描』）を積極的に活用する。ところが、後年の『弁証法の冒険』（一九五五年）で、彼は、この理論を援用しつつ、当の理論を発案したサルトルとその政治思想を批判する。メルロ＝ポンティの幻影肢論は、サルトルの情緒理論を媒介として、その政治哲学の議論に拡張される。言い換えるなら、彼の病理論は、その政治哲学に新たな視点を提供する可能性を秘めている。こうした展望の下、本書の第二部第二章では、メルロ＝ポンティの病理学と政治哲学の関係を検討する。

この二つの症例（症例シュナイダーと幻影肢）を検討することで、本書が冒頭で示した、メルロ＝ポンティの病的現象へのアプローチに含まれる三つの方針が、導き出されるはずである。

・第三部

病的な現象を論じるにあたり、メルロ＝ポンティが最も注目した症例は、症例シュナイダーと幻影肢である。しかし、彼の病理論には、別の水脈も存在する。精神病理学、精神分析、文学作品である。『知覚の現象学』から晩年の『講義ノート』（一九五九―六一年）まで、議論の分量は決して多くはないものの、彼はこれらの分野に注目し、そこで分析されている病的な現象を論じている。精神病理学の分野では、ビンスヴァンガーが分析したヒステリー性の失声患者の行動と、精神科医のフランツ・フィッシャーが分析した精神分裂病の行動が、『知覚の現象学』の第一部後半から第二部にいたる過程で、議論されている（本書第三部第一章、二章）。精神分析に関して、メルロ＝ポンティは、フロイトが治療にあたったヒステリーの症例（症例ドーラ）を、一九五四―五五年のコレージュ・ドゥ・フランスの講義で、詳細に論じている（第三部第三章）。さらに、晩年の講義で、彼は、後にノーベル賞作家となるクロード・シモンの作品（『風』、『草』、『フランドルへの道』）、その特異な作風、そして作中人物（『風』のモンテス）の病的な行動に注目している。一連の議論から、彼は、患者の行動の構造を抽出し（〈方針1〉）、健常者が普段は気が付くことのない行動の現象学的な基盤を明らかにするだけではない（〈方針3〉）。こうした企てを超えて、彼は、症例分析を通じて抽出された患者の行動の構造のなかに、現象学の諸概念を作り直す契機を見て取っている。こうした展望の下、第三部では、メルロ＝ポンティによる現象学の諸概念の更新を論じる。

読書の手引き

本書の狙いは、メルロ＝ポンティが論じたさまざまな症例を検討することにより、彼の現象学における病的現象の位相を明らかにすることにある。この目的は、序章から第三部へといたる過程において、順次達成されてゆく。

ただし、序章を除く各章の議論は、個々の症例の分析を軸に進められる。したがって、読者は、この「序論」と以下の「序章」を読まれた後、関心のある症例の論じられている章から本書を読み始めても、理解に支障はないはずである。幻影肢現象に惹きつけられる読者は第二部から、精神病理学に関心のある読者は第三部の第一章もしくは第二章から本書を読まれても問題はないわけである。

本書は、メルロ＝ポンティの病理論を軸に議論を進めるが、議論の文脈に応じて、彼の芸術論、政治哲学、性理論、等々にも言及する。芸術は第一部第二章の第三節で、政治哲学は第二部第二章で、性理論は第三部第一章で、簡略にではあるが触れられる。これらの議論から、本書の主題（メルロ＝ポンティの現象学的病理論）に入っていくことも可能である。読者各人の関心と判断から、本書を読み進めていただけると幸いである。

序章　若きメルロ＝ポンティと病的現象の発見

メルロ＝ポンティは、かなり早い時期から病的な現象に関心を持っていた。『行動の構造』と『知覚の現象学』により現象学者としてのスタンスを確立する以前にも、彼は、様々なテクストのなかで、病的な現象への関心を表明している。ここでは、どのようにそしてなぜ、彼が病的な現象に関心を持ったのかを、一九三〇年代のテクストと後年の回想（「哲学を讃えて」、「実存の哲学」）から検討する。

1　病的現象への関心

1-1　知覚とゲシュタルト――一九三三年の報告書

「知覚の本性に関する研究計画」（以後、研究計画）と題された報告書がある。一九三三年四月、メルロ＝ポンティが、二五歳の頃に作成した研究報告書であり、私たちが今日確認できる彼の最も古いテクストの一つである。当時、ボーヴェのリセ（高等学校）で哲学教師を務めるかたわら、彼は国立学術金庫の助成金を得て、研究活動に励んでいた。この研究助成の成果は、国家博士論文の『行動の構造』と『知覚の現象学』に結実することになる。

「研究計画」のなかで、メルロ＝ポンティは、研究助成延長のために、この年度（一九三二―三三年。フランスの一年は九月に始まり六～七月に終わる）の研究を簡潔に報告している。彼がどの程度まで病理学に関心を持っていたかは、次の一文から読み取られる。

ところで、ドイツでゲシュタルト理論の学派が行っている実験研究は、逆に、知覚が知的な機能ではない――そもそも、知覚のなかで、不整合な質料と知的な形式を区別することは不可能である――ことを示している。「形」は、感性的な認識それ自身のなかにあるということなのだろう。そして伝統的な心理学の不整合な「感覚」は、根拠のない仮説である（PP, 11-12/1-2）。

「知覚」という行為にメルロ＝ポンティは注目している。この行為は、感覚のような低次元の行為と知性のような高等とみなされる行為の両方に関わっている。例えば、テーブルを知覚するケースを考えてみよう。この時に、私たちは、まず、テーブルの表面の色を見たり、感触を確認したりする。厳密には、この時点で、テーブルはまだ「知覚」されていない。なぜなら、私たちはテーブルの各部分を見たり触れたりしているだけであり、それを一つの形として認識していないからである。ところが、見たり触れたりしているうちに、当の物体が、一つのテーブルと確認される。つまり、眼の前の物体が、テーブルという一つの認識対象として提示される。この水準で、テーブルに関する知識が獲得されるわけである。このように、感性的な経験から知的な判断まで、知覚行為は、人間の諸活動の極めて広い範囲をカバーしているのである。

先に見た引用でメルロ＝ポンティが批判している「伝統的な心理学」は、感覚が低次元の行動であると主張する。この種の経験のなかでは、ある感覚行為と後続する行為の関係――さらには、両者と外部世界の関係――は成立しておらず、経験は具体的な形になっていない。したがって、この種の「不整合」な諸経験をまとめ、そこからある一定の形を取り出すためには、伝統的な心理学が主張するには、知的な機能（判断、反省、等々）が必要となる。これに対して、ゲシュタルト学派は、感覚のような低次元の行動にも、ある一定の「形（Gestalt/Forme）」があると提唱する。感覚材料のような素材（哲学の用語で「質料」）を、知性や判断によって操作しなくとも、感性的な経験は、自然に、ある一定の形を作り出している。つまり、私たちが見たり触れたりする経験は、知的に加工されなくとも、私たちの物の見方や生き方を、そのまま表現しているのである。

このことを証明するために、ゲシュタルト学派のなかでも、クルト・コフカとクルト・レヴィンは児童の行動を、ヴォルフガング・ケーラーは動物の行動を、ゲルプとゴルトシュタインは大脳皮質の損傷により行動障害を抱えた患者を分析した。健常な大人から見ると、これらの行動は、未熟もしくは非定型、さらには、意味不明とみなされがちである。そこには、行動パターンを統制するような形式も行動の実現を促すような意味も備わっていないように見える。ところが、ゲシュタルト学派は、そこにある一定の形が備わっていることを発見した。

『行動の構造』と『知覚の現象学』のメルロ＝ポンティは、この学派のなかでも、ゴルトシュタインのシュナイダーの症例分析に頻繁に言及することになる。この症例は、一九三三年の研究報告でも言及されている。メルロ＝ポンティは、ゲシュタルト心理学の知見を通じて、病的な現象に関心を持ち始めたことを、まず指摘しておきたい。

メルロ＝ポンティの病理学への関心を知る上で、「計画」にはもう一点、特筆すべき記述がある。「自己の身体知覚」という近年の用語を、より詳細に研究する理由がある。一般的に、感性的な認識の質料と形を区別するのは難しいように思われている。そうだとすれば、困難はなおのこと大きい。自己の身体知覚が問題となる場合に、感覚は、はっきりと広がりをともなうはずである。精神病理学が提起する様々な問題のなかでも、被切断患者の見る幻影という問題が、採り上げ直されねばならない（PP, 13/2-3）。

ここでメルロ＝ポンティは、「幻影肢」という現象に注目している。腕や足を事故で失った者は、切断後に、もはや存在しないはずの腕や足を見たり、その質感を感知したりすることがある。この現象は、一七世紀に、デカルトが内的感覚の誤謬を証明するために分析した（cf. AT. VII, 76-77/295）。一九世紀末には、精神分析の創始者、ジークムント・フロイトのパリ留学時代の師である、ジャン＝マルタン・シャルコーが、一九三〇年代には、神経科医のジャン・レルミットが、それぞれ独自の臨床分析を行った。幻影肢の現象は、フランスの思想、認知科学、病理学の分野では常に問題とされてきた現象なのである。メルロ＝ポンティは、『知覚の現象学』で、レルミットの臨床分析とサルトルの情緒理論を援用しながら、この現象を論じている。この現象の分析は、後に詳しく見るように（第二部第一章参照）、人間の身体と時間の現象学的な機能の解明につながる。さしあたりここでは、彼が、一九三三年の時点で、この現象に極めて高い関心を寄せていた事実を確認しておきたい。

1-2　ゲシュタルト心理学・フッサール現象学・病理学――一九三四年の報告書

一九三三年の「研究計画」は、わずか数ページの報告書である。メルロ＝ポンティは、特定の哲学者や心理学者の固有名、症例の分類にほとんど言及していない。にもかかわらず、この報告書により幸運にも助成金の延長が認められ、彼は、一九三四―三四年度も同じ制度の下で研究活動を継続することになった。

この年度の後半にも、彼は、研究報告を提出している。この報告書は、一九三四年四月に提出され、そこには「知覚の本性」というタイトルが付けられている。前年度に比べると、研究報告の分量は格段に多い。とりわけ、ゲシュタルト心理学やフッサール現象学への関心が仔細に表明されている。

ゲシュタルト心理学に依拠しつつ、感覚と知性の二元論という古典的な図式から、知覚という概念を解放し、それを新たな形に作り直すという研究方針は、前年度と同じである。したがって、内容の詳述は割愛する。むしろ特筆されるべきは、後の諸著作（『行動の構造』、『知覚の現象学』、等々）

で分析されることになる数多くの症例が、この時点で言及されていることである。ゴルトシュタインとゲルプの共著『脳の病理学的な諸事例の心理学的分析』(Gelb und Goldstein 1920) をはじめとして、ヴォルフガング・ケーラーやクルト・コフカの諸研究とその展望が、詳しく説明されている。さらには、フランス語圏の児童心理学の研究成果（アンリ・ワロン、ジャン・ピアジェ、トブレル・メリ）も挙げられている。本書では触れることができないが、メルロ＝ポンティは、後年、児童心理学の知見をソルボンヌ大学で講義することになる。(2)

2　グールヴィッチとの出会い

2-1　メルロ＝ポンティとグールヴィッチ

それでは、どうして一年足らずのうちに、ゲシュタルト心理学と病理学への知見が、これほどまでに深まったのか。この疑問を解消するためには、アロン・グールヴィッチという人物に触れなければならない。(3) グールヴィッチは、一九〇一年、リトアニア、ヴィルニウスのユダヤ系の家庭に生まれた。一八歳でベルリン大学に籍を置き、ブレンターノ門下でフッサールの兄弟子であったカール・シュトゥンプの下で心理学を学ぶ。シュトゥンプは、グールヴィッチの研究と関心が、フッサール現象学の問題圏に近いことを慧眼にも見抜き、フッサールの講義に出席することを勧める。一九二一年度の前学期に、フッサールは「自然と精神」と題された講義を行っており、グールヴィッチはこの講義に出席した。シュトゥンプは、グールヴィッチがベルリンに戻ると、今度はフランクフルトに行くことを提案する。当時、フランクフルトの脳損傷後遺症研究所では、ゲルプとゴルトシュタインが、第一次世界大戦中に脳の皮質に損傷を被った傷痍軍人の行動障害を分析していた。その代表的な障害は、シュナイダーの症例と呼ばれる。今日では、高次脳機能障害と呼ばれ、脳皮質損傷後の認知障害に分類される。この症例は、言うまでもなく、メルロ＝ポンティが、『行動の構造』と『知覚の現象学』のなかで、最も頻繁に言及する症例である。ちなみに『シンボル形式の哲学』で知られる哲学者エルンスト・カッシーラー（ゴルトシュタインの従兄である）も、ゴルトシュタインの協力を受け、シュナイダーの行動を分析した（Cf. Cassirer 1929, 274-279）。

シュナイダーの症例を分析する一方で、グールヴィッチは、「『恒常性仮説』の放棄は、〔…〕現象学的還元と同じ価値がある」（Gurwitsch 1937, 15, 強調は引用者）という考えを、ゴルトシュタインから教えられる。ゴルトシュタインは、グールヴィッチの資質を評価し、ダヴォスのカンファレンスに連れて行ったりもしている。そこでは、カッシーラーとハイデガーのカント論争が起きた。充実した研究生活は「テーマ系と純粋自我の現象学　ゲシュタルト心理学と現象学の関係に関する研究」という博士論文に結実する。論文の審査が無事に終わり、一九二八―二九年度の学期から、彼

（2）児童の行動分析の研究は本稿の主旨から外れるので、以後の研究課題としたい。この分野に関する研究に関しては、西岡けいこの研究（西岡 2005）と拙論（Sawada 2010, 2012）を参照。

（3）『構成的現象学の素描』序文で、レスター・エンブリーはグールヴィッチの知的キャリアを詳細に記述している（Cf. Gurwitsch 1937, 13-54）。本論におけるグールヴィッチの来歴の説明は、この序文に依拠している。

は、ゲッティンゲンで、現象学的美学論を構築したモーリッツ・ガイガーの研究助手として、研究者のキャリアをスタートする。同じ時期には、フッサールの助手を務めていたオイゲン・フィンクやルートヴィッヒ・ラントグレーベとも知己を得ている。

一九三三年一月、アドルフ・ヒトラーの率いるドイツ社会民主党が政権政党になり、ユダヤ系のグールヴィッチは、ドイツ語圏での生活を断念し、一九三三年秋、妻とその家族を連れてパリに亡命する。レオン・ブランシュヴィック、アレクサンドル・コイレ、リュシアン・レヴィ＝ブリュールたちの援助もあり、亡命直後のグールヴィッチは、ソルボンヌ大学寄付講座のポストを獲得する。パリが陥落する直前の一九四〇年春にニューヨークに移るまで、グールヴィッチは、この講座で主にゲシュタルト心理学と現象学を講義している（Gurwitsch 1937, 24）。

このように、一人の哲学者の来歴を長々と説明したのは、このグールヴィッチという人物が、若きメルロ＝ポンティにとって、極めて重要な人物となるからである。一九三三年四月の報告書で、メルロ＝ポンティは、ゲシュタルト心理学とフッサール現象学に、とりわけ大きな関心を示していた。この点を考慮するなら、グールヴィッチその人と彼のドイツでの研究キャリア（シュトゥンプ、フッサール、ゲルプ、ゴルトシュタイン、ガイガー）は、まさに、当時のメルロ＝ポンティの知的関心のすべてに対応していたと言うことができる。

アメリカの現象学者、レスター・エンブリーは、現在、グールヴィッチの遺稿を編纂している。彼の調査によると、メルロ＝ポンティは、一九三三年の秋、つまり三二─三三年度の研究報告（「研究計画」）提出の半年後に、『存在と所有』で知られる哲学者ガブリエル・マルセルの家で、グールヴィッチと初めて出会った（Gurwitsch 1937, 35）。年も七歳ほどしか離れていない両者は、すぐに意気投合し、メルロ＝ポンティは、グールヴィッチの講座に出席するようになる。グールヴィッチは、フランス語で執筆した論文（「ゲシュタルト心理学のいくつかの外観と発展（«Quelques aspects et quelques développement de la psychologie de la forme»）」，Gurwitsch1937, 257-312）を、メルロ＝ポンティに添削してもらう（ちなみに、この添削原稿は現在行方不明である）。寄附講座のなかで、グールヴィッチは、ゴルトシュタインの主著の『生体の構造』や色名健忘症の分析（Gurwitsch 1937, 207-208）を紹介している。メルロ＝ポンティは、これらの知見を、『行動の構造』と『知覚の現象学』でふんだんに援用することになる。このように、グールヴィッチという理想の教師を見つけることで、メルロ＝ポンティは、ゲシュタルト心理学と病理学への知見を広げたのである。その結果、一九三三―三四年度の報告書は、前年と比べて、より充実したものとなったのである。

2-2　思想面でのつながり

グールヴィッチのメルロ＝ポンティへの影響力は、思想的な側面からも裏付けられる。すでに見たように、グールヴィッチは恒常性仮説の放棄が、現象学的還元と同じ価値を備えていることを、ゴルトシュタインから学んだ。「恒常性仮説（Konstanzannahme/hypothèse de constance）」は、パヴロフの条件反射説から生まれた学説である。この学説に関しては、本書の第一部第一章で触れるので、ここでは割愛する。この学説に批判的な立場を取りつつ、ゲシュタルト心理学は、反復されたようにしか見えない単純な反射運動も、その前後の行動とは質的に異なった、独自の「形」を作り出しているると主張する。メルロ＝ポンティは、恒常性仮説の放棄とその重要性を、一九三四年の報告書（「知覚の本性」）のなかで、すでに主張している（PP. 24-25/12-13）。さらに『行動の構造』と『知覚の現象学』のなかでは、この仮説を、頻繁に批判している。ゲシュタルト心理学が展開した恒常性仮説批判は、グールヴィッチを媒介に、若きメルロ＝ポンティに流れ込んだのである。

恒常性仮説の放棄は、『行動の構造』と『知覚の現象学』におけるメルロ＝ポンティの現象学哲学にもある一定の方向性を与えている。実際に、二つの著作のなかで、メルロ＝ポンティは、現象学的還元と恒常性仮説の放棄を、極めて近似的な概念として使用している。

フッサールが『イデーン』第一巻と後期の著作で提示した、「現象学的還元」という方法は、大きく分けると、次の三種類のプロセスから構成されている。（1）自然的態度の判断停止（Hua. III-1. §-§ 31-32）、（2）超越論的還元（Hua. VI. § 41）、（3）形相的還元（Hua. III-1. § 75）である。自然的態度の判断停止に関してフッサールが説明するには、私たちがある物質や出来事を知覚する場合に、この知覚行為は、物理学、生理学、心理学のような諸科学の知見を常に前提としている。ある特定の領域に自分の視点を固定し、そこから世界を理解しようとする態度を、フッサールは、「自然的」もしくは「独断的」な態度（Hua. III-1. § 26）と呼ぶ。特定の「領域」から物を見て判断している限り、人間は、物の本来の姿を理解することができない。特定領域に縛られた判断（フッサールの用語で「領域存在論」）を遮断するために、フッサールは、一種の判断停止を方法として提唱した。

さて、この判断停止に続く現象学的還元の第二段階として、超越論的な還元がある。この還元を通じて、どのような領域にも自分を固定することなく、純粋に世界をまなざし、構成する主体（「超越論的主観性」）が生まれる。

自然的な態度の判断停止を評価するのと対照的に、『知覚の現象学』のメルロ＝ポンティは、この第二の還元を厳しく批判している。

フッサールは、自らの後期哲学のなかで、あらゆる反省行為が、生きられた世界（Lebenswelt）の記述に回帰することから始まることを認めている。ところが、彼が付言するには、世界の構造は、第二の「還元」を通じて、今度は普遍的な構成である、超越論的な流れのなかに置き直されなければならなくなる。この構成のなかで、世界のあらゆる暗い部分は、明るみに出される。しかしながら、二つの内の一方が問題なのは明らかである。構成が世界を透明にしてしまうのだろうか。この場合に、反省行為が生きられた世界を経由しようとする理由がわからなくなってしまう。それとも、反省行為は世界から何ものかを残して取っておくのか。この場合に、反省行為によって、世界から不透明な部分が引き剝がされることはない。この第二の方向にこそ、フッサールの思想は進んでいったのだ（PhP, 419, n. 1/237［2］［『知覚の現象学』邦訳第二巻の引用は、以後、ページ番号の後に巻数（［2］）を記す］）。

超越論的還元を通じて、現象学的な自我は、超越論的な主観性を獲得する。この主観性は独我論的な自我ではない。なぜなら、とりわけ晩年のフッサールが主張するには、この主観性は、自分と他者が共生する世界の存在（メルロ＝ポンティの表現で「生きられた世界」、フッサールの表現で「生活世界」）を前提とするからである。さきほどの引用で、メルロ＝ポンティは、超越論的な主体が周囲の世界を構成する事態（「第二の還元」）よりも、世界が「生きられた世界」として湧出する事態そのものを重要視している。この現象学的還元に関する特殊な解釈を見ると、メルロ＝ポンティは、超越論的な還元を通じた構成的な主観性の発生よりも、自然的態度の判断停止から生活世界の発生に向かう路線を重視していることが理解される。「恒常性仮説の放棄は現象学的還元と等価である」というゴルトシュタインの教えは、グールヴィッチ経由で、メルロ＝ポンティに伝えられたことが確認される。グールヴィッチは、病的な現象への関心をメルロ＝ポンティに植え付けただけでなく、その後の現象学者としてのスタンスにもある一定の方向性を与えたのである。

メルロ＝ポンティが二冊の著作（『行動の構造』と『知覚の現象学』）で国家博士号を取得した時、グールヴィッチはすでにアメリカに亡命していた。亡命先の同僚のアルフレッド・シュッツに宛てた手紙で、彼は、二冊の著作に最大級の賛辞を送っている。本論の趣旨と外れるが、二人の思想面の関係のみならず、人間的なつながりの強さも垣間見られるので、引用しておきたい。

メルロ＝ポンティの『行動の構造』を図書館で借りました。極めて専門性の高い著作です。彼がゴルトシュタインの仕事を論じている章にざっと目を通しました。私が講演や論文のなかで語ったことを、彼はふんだんに使用しています。自分が、ある程度まで、このような研究の発奮材料になったとは、うれしいばかりです。〔…〕『知覚の現象学』も読んでいるところです。自分が行った講演の大部分が、そこには確認されます。彼は、私から多くを学び、多くのことを習得しました。彼がしっかりと物事を進めている細かい部分だけではありません。私の存在なしに、彼が精神‐病理学的な事柄を現象学的に解釈するという発想を獲得したかは疑問です。この読書への私の反応は、〔…〕歓びです。秀抜な書物が与えてくれる率直な歓びであり、それはなおいっそう、素晴らしい功績なのです。私がパリで過ごした歳月が無駄ではなかったという事実、私の講演活動がなにがしかの結果を獲得したという事実を前にしての歓びでもあります（Gurwitsch 1937, 36)。

3　フランス思想界への不満――ブランシュヴィックとベルクソン

3‐1　ブランシュヴィックの精神

メルロ＝ポンティが、病理学をどのように学んだかは、グールヴィッチとの出会いから理解されたはずである。それでは、どうして、彼はドイツ語圏で生まれたゲシュタルト心理学、フッサール現象学、さらには、病理学の知見にこれほどまでの関心を示したのか。

この問題は、メルロ＝ポンティの当時のフランス思想界に対する不満と関係している。一九五九年、彼は、パリ国際学生都市のカナダ館で講演を行っている。この講演（「実存の哲学」）は、一九五九年一二月に、ラジオ・カナダで放送された（この二年後の一九六一年五月三日、彼は、冠状動脈血栓症により、五三歳の生涯を閉じることになる）。講演のなかで、彼は、若き日のフランス思想界の状況を回想している。若きメルロ＝ポンティのフランス思想界への不満は、この回想のなかから読み取ることができる。回想によると、一九二〇―三〇年代のフランス思想界には、二つの潮流があった。一方は、合理主義を前面に推し出すレオン・ブランシュヴィックの哲学であり、他方は、人間の生命の躍動感を重視するアンリ・ベルクソンの哲学である（PE, 308-311/94-99）。前者について、メルロ＝ポンティは、その楽天的ともいえる合理主義の哲学を、言葉を選びながら、次のように批判している。

ブランシュヴィックは、科学、科学史、哲学史について驚くほどの知識を備えていました。ところが、彼が哲学としてわれわれに教えねばならなかったものは、ほとんどいつも、こうしたデカルト的な反省のなかにありました。この反省行為によって、彼は諸事物から主体に回帰し、この主体が諸事物の像を構築するのです。純粋哲学というものに関して、彼が本質的な形で貢献した事柄は、要するに、次のようなことを私たちに伝えたことにありました。つまり、私たちは精神へと向かい、科学と世界の知覚を構築する主体へと向かわねばならないということです。ところが、この精神、この主体は哲学的に長大な記述を可能とするものでもなく、哲学的な説明を与えてくれるようなものでもありませんでした（PE, 309/95-96）。

反省行為を通じて、人間は深い洞察力を獲得する。彼は、世界の中の一物質という身分から解放され、むしろ、世界を構築する精神となる。この極めて純度の高い「精神」および「主体」は、メルロ＝ポンティが指摘するには、そのものとして哲学的に説明できない。なぜなら、この精神のなかでは、「あなたの精神、私の精神、他の人々の精神」（PE, 310/96）といった区別やそれぞれの特性（健常／病理）が消えてしまうからである。要するに、ブランシュヴィックが提唱する「精神」は、メルロ＝ポンティにとって、純度が高すぎたのである。言い換えるなら、抽象的だったのである。

3-2 知覚・イマージュ・失語——ベルクソン哲学の評価

他方で、ベルクソンの哲学は、若き日のメルロ＝ポンティにとって、極めて具体性に富んだ思想であった。講演のなかで、彼は、ベルクソン哲学への敬愛の念を次のように表明している。

ところで、『物質と記憶』のなかでベルクソンが取り組んだ分析は、例えば、次のようなことを示しています。私たちが時間というものを考察するならば、時間のなかでもとりわけ、現在の次元を考察せねばならないということです。そして、ベルクソンにおけるこの現在の次元は、身体と外部世界の考察を抱合しています。彼は、現在を、私たちが働きかける事柄と定義しました。そして、私たちは身体によって働きかけるのです（PE, 311/98）。

ベルクソンによれば、哲学的な主体は、純粋な精神であるどころか、現在という特定の時制に本質的に位置づけられている。時間の流れ（「持続」）の一局面に位置づけられることで、人間は精神になるのではなく、自分の「身体」と当の身体が関わる「外部世界」を発見する。このように、ベルクソンは、哲学的な主体を具体的な存在（現在、身体、外部世界）と結びつけて、思索を行っており、若き日のメルロ＝ポンティは、こうしたスタンスを評価している。実際に、『物質と記憶』のベルクソンは、人間の知覚行為は、過去の膨大な記憶の蓄積を前提とすると主張している。

過去は、私たちが予想したように、二つの極端な形式のもとで、蓄積されていくようである。一方に、運動メカニズムがあり、これは過去を使用する。他方で、人格的記憶心象〔人格的な記憶・イマージュ〕がある。これは、過去の全ての出来事を、その輪郭、色彩、時間のなかでの場と合わせて描き出す（Bergson 1896, 94/103）。

ベルクソンが説明するには、すでに経験された様々な出来事は、過ぎ去った出来事として消失するのではない。人が現在という時制のなかで物を見たり触れたりする時に、これらの出来事は、その人の行動を、ある一定の習慣という形で、支えることになる。現在という時制における人間の行動に関わり続ける過去の記憶の集積を、ベルクソンは「記憶・イマージュ」と呼ぶ。他方で、人間の運動メカニズムは、記憶の集積に従属しているだけではない。

こうした意味で、運動は、むしろイマージュを遠ざけようとする。けれども、ある別の面から言えば、それは、イマージュを準備してくれる。私たちの過去のイマージュがすべて現前しているとしても、現在の知覚に類比される表象が、すべての可能な表象のなかから選ばれなければならないからである。完成したものにせよ、単に生まれつつあるものにせよ、運動はこの選別を準備する。あるいは、少なくとも、私たちが収集しに行くイマージュの領野を画定する（Bergson 1896, 103/111）。

人が、現在という時制のなかで、ある一定の運動を達成する時に、彼は、記憶・イマージュの無限の蓄積のなかから、無意識的に、特定の記憶を選び出している。そして、行為上で、そのイメージを表現（「表象」）する。この時に、記憶・イマージュの無限の連鎖に、ある一定の枠組みと制限が設けられる。他方で、現在の運動と知覚が遂行され記憶のなかに保存されることで、今度は、記憶・イマージュの蓄積が増幅し、新たな運動と知覚を産出する。

『物質と記憶』におけるベルクソンは、こうしたテーゼを、哲学的な議論から引き出しているだけではない。後にメルロ＝ポンティも分析することになる、脳皮質損傷後の失語や失認のような事例を、彼は哲学的な議論に導入している。

それら〔脳の損傷〕は、時には、身体が対象を前にして、イマージュの喚起に適した態度を取ることを妨げるはずである。時にはまた、これらの損傷は、この記憶と現在と当の現在の現実とのつながりを断ち切るはずだろう。つまり、記憶の実現の最終局面を消し去り、行為の局面を消し去り、それにより、記憶が現実化することを妨げるはずである（Bergson 1896, 108/115）。

大脳皮質を損傷した患者は、対象認識や言語表現に支障をきたすようになる。そして、失認や失語が、患者の生活に症状として定着する。ベルクソンが指摘するには、この種の行動障害は、記憶・イマージュと知覚・運動の間の回路が切断された事態を指し示している。患者は、現在という時制のなかで知覚し、運動する。ところが、記憶・イマージュは、彼の知覚と運動に働きかけ続けるものの、運動メカニズムは、これらのイマージュを現実に呼び戻す術（「記憶が現実化すること」）を失っている。こうした回路の切断が、行動障害に発展する。ベルクソンの哲学は、このように、人間の諸活動を時間という視点（記憶・イマージュ）から解き明かし、その証明の方法として個別の症例を援用する。記述と分析の両面におけるこうした具体性が、若きメルロ＝ポンティを惹きつけたのである。

3-3　ベルクソン哲学の課題──『哲学をたたえて』

ところで、メルロ＝ポンティが、ベルクソンの哲学に十分に満足していなかったのも事実である。こうした不満は『知覚の現象学』ではっきりと表明されることになる。「彼〔ベルクソン〕が、持続は『自分自身を芯にして』雪だるまを作ると言う時、また、即時的な記憶〔記憶・イマージュ〕を無意識のなかに集積させると言う時、彼は、保存された現在で時間を作り上げ、進化の完了した事柄で進化というものを作り上げているのである」（PhP. p. 474-475. n. 1/313-314）。メルロ＝ポンティは、ベルクソンが提唱する記憶・イマージュの無限の持続と連鎖を、一種の抽象的な実体（「即自的な記憶」）と考えている。これらの記憶の集積は、ベルクソンによると、確かに現在の知覚と運動に働きかける。しかし、それがどのような仕方で現在に働きかけるのか、あるいは現在の知覚行為と運動が記憶・イマージュの側を修正する可能性はないのかという問題を、ベルクソンは考えていない――もしくは適切に説明していない――と、彼は主張しているわけである。

後年、コレージュ・ドゥ・フランス教授就任講演（『哲学をたたえて』）で、メルロ＝ポンティは、前任者のマルシャル・ゲルーを差し置き、戦前に当のポストに就いていたベルクソンとその業績を讃えている。このなかで、彼は、ベルクソン哲学を解釈し直している。ここに、彼が、ベルクソン哲学に持っていた不満とあるべきベルクソン哲学の姿が表明されている。

私たちは、過去の出来事のなかに、私たちの現在が準備されていることを見ています。この過去が「完全な作用」であり、成功した現在がそれを射影に変形するにもかかわらずです。ところが、こうしたことからまさに主張されるのは、私たちに備わる過去を捉え直す不思議な力、その続きを作り出す不思議な力なのです（EP, 33/219）。

過去の記憶は、即自的なイマージュのような形で、現在の運動と知覚行為に関わるだけではない。むしろ、メルロ＝ポンティが主張するには、後者の進展により、前者は捉え直され、別の形に姿を変える（「変形」）。つまり、過去のイマージュの蓄積が現在の運動に関わるだけでなく、現在という時制のなかで物を見たり触れたりする人間の知覚行為が、過去のさまざまな記憶――そして、そのあり方や存在理由――をそのつど編成し直すのである。ベルクソンの時間論とその分析方法を評価しつつも、メルロ＝ポンティは、「記憶・イマージュ」の形而上学的な側面（メルロ＝ポンティの表現で「即自的な記憶」）に不満を持ち、別の形の時間理論を構築しようとしていたのである。

若きメルロ＝ポンティは、フランス思想界の潮流にある一定の理解を示しつつも、同じ程度に不満を持っていた。ブランシュヴィックの合理主義では、人間の知覚行為や身体行動を具体的な形で分析することができなくなる。かたや、ベルクソンの生命主義的な思想も、議論と内容は具体的であるものの、最終的な結論（「記憶・イマージュ」）の抽象性は拭えない。こうした当時のフランス思想界の問題点を課題として引き受けつつ、彼は、ドイツ語圏の病理学、ゲシュタルト心理学、さらにはフッサール現象学へと向かっていったのである。

第一部　高次脳機能障害

メルロ＝ポンティは、一九四二年に『行動の構造』、一九四五年に『知覚の現象学』を出版した。同年に、この二冊の著書で、国家博士号を授与される。『知覚の現象学』以後、彼は各媒体で発表した論文を編んで著書を出版するスタイルを取るようになるので、また、五三歳という若さで亡くなり、その後に遺されたテクストは草稿群が圧倒的に多いので、この二冊の著書は、彼のテクストのなかでも、最もまとまった作品と言えるだろう。

両著作のなかで、彼は、シュナイダーと呼ばれる患者の行動障害に頻繁に言及している。シュナイダーは、第一次世界大戦中の一九一五年六月四日、東部戦線で、後頭部に地雷の破片を被弾した。頭部の傷が癒合した後も、彼は、裂傷とは関係のない様々な行動障害を体験するようになる。この障害は、今日では、高次脳機能障害と呼ばれており、リハビリや生活支援の方法が模索されている。

シュナイダーの主な障害は、見たものを認識する能力の障害、つまり失認である。この視覚失認とともに、色名健忘、言語障害、性的機能不全、等々の障害が併発する。これらの障害を分析したのが、すでに見たように、フランクフルト脳損傷後遺症研究所のゴルトシュタインと、彼の下に集う研究者たち（アデマール・ゲルプ、ヴィルヘルム・ベナリー、ユリウス・シュタインフェルト、そしてグールヴィッチ）であった。

この症例は、メルロ＝ポンティにとって、人間の知覚、身体、言語、等々の哲学的な問題を考え直す上で、極めて興味深い症例だったようである。実際に、『行動の構造』前半の大部分、『知覚の現象学』のほぼ半分を占める第一部のほとんどの章で、彼はこの症例に言及している。

これから始まる本書第一部では、メルロ＝ポンティがシュナイダーの症例にどのようにアプローチし、このアプローチが、彼の哲学と現象学にとって、どのような意味を持っていたのかを検討する。議論の流れとしては、第一章で『行動の構造』におけるシュナイダーの症例分析、第二章で『知覚の現象学』における失認の分析、第三章で高次脳機能障害の主要な症状である、色名健忘症（症例ベルクマン）を論じる。

第一章　『行動の構造』における病的現象の位相

『行動の構造』

メルロ＝ポンティは、一九三八年に『行動の構造』を執筆した。戦争の影響により、出版は一九四二年である。この著作で、彼は、有機体の行動とその構造化の能力を論じている。彼は、この議論を行う上で、当時の最新の科学的な知見を多数援用している。その代表例は、ヴォルフガング・ケーラーが、ゲシュタルト心理学の観点から行ったチンパンジーの行動分析の援用であり、あるいは〈パヴロフの犬〉で知られる、ソヴィエトの生理学者イワン・パヴロフの条件反射説に対する批判である。

他方で、メルロ＝ポンティは、『行動の構造』の前半部分で、脳神経学者のクルト・ゴルトシュタインとその周辺の研究者たちが分析したシュナイダーの症例（視覚失認を主要な症状とする高次脳機能障害）を論じている。この議論は、もちろん、アロン・グールヴィッチとの交流から生まれた成果である（本書序章参照）。以下に詳しく見るように、ゴルトシュタインの分析を援用することで、メルロ＝ポンティは、病という現象に対して極めて興味深い視座を提示している。この病という現象への視座に関しては、フランスの科学思想史家のジョルジュ・カンギレム（Canguilhem 1943, 122, n. 1）と新進のメルロ＝ポンティ研究者であるエティエンヌ・バンブネ（Bimbenet 2004, 64-66）が、その重要性を指摘している。しかし、メルロ＝ポンティが参照した文献の考察を含めた包括的な研究は未だに行われていない。ゆえに、本章では、『行動の構造』時代のメルロ＝ポンティが、病という非健常な現象をどのように考えていたかを考察し、最後に、その意義をあらためて明らかにする。

1　反射理論と刺激の形態化

1-1　刺激と反射

『行動の構造』の主要なテーゼの一つに、人間をはじめとする有機体とその周囲の可変的な関係という考え方がある。有機体は、身体に刺激を与えられると、ある一定の反応を示す。この刺激と反応の関係に関して、パヴロフは、ある刺激は必然的に――そして最終的に――、ある決められた反射運動に収束すると主張する。

パヴロフの例によると、犬にLという発光体と餌をセットで与え続けると、当の犬は、発行体Lを見るだけで唾液を分泌するようになる。つまり、反射行動が成立する。今度は、発行体LにSという音を組み合わせる。この時、犬は餌を与えられない。LとSの組み合わせが続くと、犬は、もちろん唾液を分泌しなくなる（SC, 56/91 ; Pavlov 1963, 119）。最後に、Mというメトロノームのリズムを L と S のセットに連結し、餌を与え続ける。犬は、餌のたびに、L／S／M の組み合わせを感知することになる。この組み合わせのなかで、犬は少量ながらも、唾液を分泌するようになる（SC, 57/92）。Mは、唾液の分泌を抑える S の規制を緩和するのと同時に、L によって生じる反射運動を、部分的に呼び覚ましている（Pavlov 1963, 125）。刺激と反射行動は、特定の期間（LとSの組み合わせ）遮断されたとしても、ある一定の誘因（M）が新たに加わることで再生されるのである。言い換えるなら、反射運動は、時間を超えて生活に残存し続けるのである。この意味で、パヴロフは、条件反射が有機体の行動の規定値として機能することを主張する。

ところが、当時の研究では、こうした刺激と反射の対応説とは別の見解が多数発表されており、メルロ＝ポンティは、これらの見解を『行動の構造』で数多く援用している。最も代表的な見解は、神経科医ヴィクトーア・フォン・ヴァイツゼカーの反射理論である。「反射法則」と題された論考で、ヴァイツゼカーは、生理学者チャールズ・シェリントンの実験の成果に注目する。シェリントンは猫の大脳を切除し、無機物に等しい存在となった当の猫の刺激に対する反応を検証した。そこから、ヴァイツゼカーは、パヴロフ流の反射理論と異なるタイプの反射理論を提唱した。

〔脳を切除された猫の〕咽頭に流し込まれた水は、正常に飲み込まれる。ところが、油の場合は、嚥下の運動も舌の運動も生まれない。少量のアルコールを添加された水は、舌の運動で拭い取られ、舌には皺が刻まれる（Weizsäcker 1927, 43 sqq ; SC, 9/30-31）。

この猫の脳は全て切除されおり、感覚中枢そのものがもはや存在しない。条件反射説の立場から説明すると、猫の感覚器官は液体の色や味を判別できず、どのような種類の液体に対しても同一の反応を見せる——あるいはまったく反応しない——はずである。ところが、こうした予測とは反対に、この猫は、水の場合は嚥下し、アルコールの場合は飲み込むのを拒否し、油の場合は舌に皺を刻む。何度液体を舌に乗せても、その反応は、予測されうる反射運動（この猫の場合は、無反応）に回収されない。それどころか、中枢の諸機能が不全となっているにもかかわらず、反応は、外部からの刺激に対して、明確に分化している。

ヴァイツゼカーは、この結果を踏まえて、「環境そのものによる刺激の形態化」と「有機体による刺激の形態化」（Weizsäcker 1927, 43）を区別する必要があると指摘する。前者は、科学的な規定値として想定された刺激であり、条件反射説を証明する手段となる。後者は、刺激とそれを受容する有機体に固有の関係から生まれた刺激の形である。ヴァイツゼカーによると、後者は、有機体に備わる「種的な感受性」（Weizsäcker 1927, 43）の存在を証明している。この感受性の下で、有機体は、同じ刺激に対しても、自分が属する環境、視覚や触覚の動き、対象の把捉の仕方、等々の条件に応じて、異なる反応を示す。「刺激形態の変更作用」（Weizsäcker 1927, 43）を提示することで、ヴァイツゼカーは、条件反射が、規定値として機能しない状況を指摘しているのである。

1-2　形としての刺激

メルロ＝ポンティは、このヴァイツゼカーのテーゼを評価している。「したがって、われわれは、有機体のなかにこそ、複合的な刺激をその諸要素の総和とは別のものにしているものを、探求すべきであろう」(SC, 10/32)。刺激を「要素」として扱う場合に、刺激は、受容器である有機体から独立しており、有機体の行動の外部に存在するものと想定される。刺激に対する反応が計測され、その計測された数値の合計(「総和」)が、有機体の行動として規定される。こうした考え方に対して、メルロ゠ポンティは、本来の考察対象が、刺激と反射の関係と総和ではなく、それぞれの刺激に固有の形を与える、有機体の行動の構造であると主張している。このことを証明するために、彼は、有機体と刺激の間には、決して規定値として一般化されることのない、固有の循環構造があることを指摘している。

捕獲道具を握る私の手が、もがいている動物の一つ一つの動きを追う時、私の動きの一つ一つが、外部の刺激に反応しているのは明らかである。ところが、これらの刺激は、私が自分の受容器を、それらの刺激の影響へと晒《さら》す運動なしには、受け入れられないだろうということも明らかである(SC, 11/32-33)。

この例によると、運動主体の動作は、刺激を自らの内部に組み込む以前に、外部世界の物事を受け入れる能力(「受容器」)を、刺激に対して晒している。言い換えるなら、有機体の身体は、反射運動が形成される以前に、刺激の側に対してある一定の態度や姿勢を作り出している。メルロ゠ポンティは、刺激と受容器の媒介となる契機を、反射法則ではなく、ゴルトシュタインに倣い、「環境世界」（SC. 12/33 ; Goldstein 1934, 75）と呼ぶ。この「世界」のなかで、有機体は、自らの行動の分節に応じて刺激を選び取る。

このように、刺激の形は、有機体そのものによって、つまり外部の諸活動に自分を差し向ける独自のやり方によって作られている。有機体は、存続できるようになるためにも、自分の周辺で、多量の物理的で化学的な作用因におそらく遭遇しなければならないのだろう。しかし、有機体こそが、自分の受容器に固有の性質、その神経中枢の閾、諸器官の諸々の運動に応じて、物理的な世界のなかで、自分が感知できる諸々の刺激を選択しているのである（SC. 11-12/33）。

メルロ＝ポンティは、先に見たのと同じように、刺激は有機体の行動と切り離されない現象であると主張している。完全に独立した形で外部世界に存在するような刺激は存在せず、刺激は、発生した瞬間に、すでに有機体により解釈され、その行動に対応した「形」に修正されているのである。

したがって、有機体が暮らす世界の物理的・化学的な世界が、有機体の行動を規定するのでもなければ、そこから、外部の刺激と有機体の反射法則が構築されるのでもない。むしろ、「環境世界」のなかでは、有機体が、自らの行動の分節（「受容者に固有の性質」、「神経中枢の閾」、「運動」）に応じて、必要となる刺激を選び取っているのである。刺激の側も、環境世界のなかでは、それぞれ独立した要素にとどまらず、有機体の行動に対応した一つの「布置」（SC. 12/34）を常に形成している。

この布置が、「局所的な興奮に意味を与える」(*ibid.*, 強調は引用者)。条件反射が有機体の刺激に対する反応を規定するのではなく、有機体は反射法則に馴らされる以前に、生活条件に応じて、自分の行動を規定する一つの「意味」として刺激を選び取っているのである。

2 症例シュナイダー——行動の構造の変容としての病

2-1 病=欠損という視点への批判

『行動の構造』における〈刺激=有機体の行動に固有の形〉という考えは、同書の病理学の議論にも反映されている。この文脈で、メルロ=ポンティは、シュナイダーの症例に注目している。この症例分析を考察する前に、彼が、病という現象の分析方法をどのように考えていたかを、ここで見てみたい。病を身体の特定の部位と機能の欠損と考える立場を、彼は批判する。「病的な行動は、保持されている反応と、消滅した反応を数え上げる実在的な分析によって、定義されがちである」(SC, 67/104)。医者は、患者が発症前に遂行できた行動を確認する。そこから、発症後に遂行不可能となった行動と依然として遂行可能な行動を分類する。そして、後者から、症状が明らかとなる。

精神疾患の症候学も、諸々の欠落を書き留めることで満足にちがいないと信じていた。症状は、環境世界の問いに対する有機体の応答であり、こうして、諸症状の一覧票が、有機体に対して提起される諸々の問いとともに、変化してゆくことに、症候学は気づいていなかった。〔…〕医者は、言語活動に際して与えられた諸々の乱雑な分類を繰り返し、患者が会話、理解、執筆、読書ができるのかできないのか、ということだけを問題とする（*ibid.*）。

発症後に遂行できなくなった行動は、行動の欠落部分となる。この欠落部分が、医者によると、病を定義する要素になる。例えば、言語機能の不全は〈失語〉、物を思い出す能力の喪失は〈健忘〉、認識能力の喪失は〈失認〉に分類される。こうした疾病分類学的な視点に対して、メルロ＝ポンティが指摘するには、発症後に患者が示す様々な行動の変容は、行動の欠損ではなく、それぞれ、有機体の環境世界に対するある一定の態度や形（「環境世界の問いに対する有機体の応答」）を示している。

このように、症状は、患者の行動のなかの遂行不可能になった部分から明らかとなるのではない。「病は、行動の内容ではなく、その構造に直接関わっており」、病的な行動は、「部分の差引により、健常者の行動から演繹されない」（SC. 70/106-107）のである。患者の症状は、行動が外部世界に分節する時の、その分節の仕方（「構造」）が変化した事態を示している。刺激に対する反応を計測し、反射活動の恒常的な規定値を構築するアプローチ（条件反射説）と同じく、行動の欠落部分を要素として取り出し、そこから症状を規定しようとするアプローチを、メルロ＝ポンティは批判するのである。

2-2 ゴルトシュタインの分析

症状は、行動の欠落ではなく、その構造の変化であるという考えを立証するために、メルロ＝ポンティは、ゴルトシュタインの患者とその症状に言及する。

第一次大戦後、ゴルトシュタインはシュナイダーと呼ばれる傷痍軍人を診察した。彼は、大戦中に、東部戦線で、後頭部に地雷の破片を被弾した。大脳皮質は損傷し、頭皮の裂傷部分の癒合の後も、彼は様々な行動障害を体験するようになる。

この患者の主要な症状は、失語（aphasie）、健忘（amenésie）、失認（agnosie）である。彼は対象を視覚上で識別できず、健常者ならば一瞬で理解できるようなアナロジー〈〈釘の頭〉、〈猫の獣毛は鳥の羽毛に等しい〉cf. Benary 1922, 258-259）も理解できず、私生活では異性に性的な欲望を向けることがない（Steinfeld 1927, 176）。また、手慣れた運動ならば、難易度の高い運動でも、直ちに遂行できるが、人から命令された運動は、相当の準備と反復作業をしなければ達成できない（Goldstein 1931, 267）。さらに、視覚機能の不全を触覚機能で補う事実が示しているように、彼は、行動の達成のために、さまざまな代償行為を行使する（Goldstein 1927, 684-685 ; SC, 76-79/115-118）。このように、シュナイダーの行動障害は、感覚から知性、運動、さらには情動や性的欲望にまで及ぶ。

一見したところでは、アナロジーの理解不能は〈精神盲〉、色名の分類不能は〈健忘〉および〈失認〉、性的な欲望の不在は〈性的不能〉と考えられる。眼に見える形で現れる機能不全から症状を規定する方法を、ゴルトシュタインは厳しく批判する。[4]「本質的な現象は、必ずしも、最初に発見された現象ではない」（Goldstein 1934, 17）。はっきりと確認される症状（「最初に発見された現象」）

が、必ずしも病因（「本質的な現象」）となるわけではないのである。

かたや、大脳皮質を損傷した患者たちは類似の症状に苦しむが、症状の程度は患者によって異なる。ボウマンとグリュンバウムが分析した患者の失語症状は、シュナイダーよりも重篤である。彼は、人（Mann）という語を書くことができるが、読むことはできない（Boumann und Grünbaum 1925, 483）。語を読む能力は、シュナイダー以上に低下している。他方で、ファン・ウェルコムが観察した患者の症状は、シュナイダーほど深刻ではない。患者は、疾病後、すぐに読解能力を回復した（Woerkom 1925, 268–269）。こうした症状の程度の相違から、ボウマンとグリュンバウムは、自分の患者とゴルトシュタインの患者の定義が異なることを主張する[5]（Boumann und Grünbaum 1925, 483）。これに対して、ゴルトシュタインは、重要なのは、患者の症状の差ではなく、「本質的なものを把捉する能力」（Goldstein 1927, 666）の障害、あるいは「形態化の障害」（*ibid.*）であると主張する。

それでは、「本質的なものを把捉する能力」とは、いかなる種類の能力なのか。このことを、ゴルトシュタインは、シュナイダーの色名健忘の症状から説明している。シュナイダーは、目の前に置かれた無数の色を識別することもできなければ、さらには、同じ系列の色を、濃淡に応じて、区別することもできない。患者は、色のそれぞれを「カテゴリー」のなかで分類する機能を喪失しているのである（Goldstein 1934, 22）。しかし、ゴルトシュタインは、患者の行動におけるカテゴリー機能の喪失を、知性の喪失と単純に結論することを避ける。

行動するために、具体的な所与を捨象しなければならないようなあらゆる場面で、そして想像力だけでしか何らかの事柄に関わることができないようなあらゆる場面で、患者は失敗する。結果が具体的な行動を通して得られるようなあらゆる場面で、また、それでも触知可能な形で現前している材料に関しては、彼は適切に行動することができる。単純に「可能的なもの」や「思考されたもの」のために、「現実的な実在」領野を乗り越えるよう彼を強いるものは、すべて失敗にいたる（Goldstein 1934, 27 ; SC, 69/106）。

健常者は、指定された色とそうでない色を即座に識別することができる。ゴルトシュタインによると、この時に、彼は、当該の色だけを選んでいるわけではない。意識するにせよ、そうでないにせよ、彼は、現実に指定されている色（「現実的な実在」）から似た色合いのもの（「可能的なもの」）やまったく別の色（「思考されたもの」）を区別することで、当該の色を選び出している。つまり、健常者の選別作業は、現在という時制のなかだけで達成されているのではなく、その背後にある象徴的

（4）バンブネは、異なる類型に属する障害（失語、失認、健忘）が、同一の機能の障害に由来することを的確に指摘している（Cf. Bimbenet 2004, 65）。

（5）ゴルトシュタインは、このボウマンとグリュンバウムの指摘に反論している。しかし、彼らは、自分たちの患者の障害が、ゴルトシュタインの患者の障害と共通した特徴を備えていることも指摘している（Boumann und Grünbaum 1925, 535）。ゴルトシュタインの反批判は一方的であるので、このことを注記しておく。

ないし想像的な水準との差異化を経て達成されているのである。

これに対して、ゴルトシュタインの説明が示しているように、患者の識別行為は、現実と非現実に分節しない。行動は、具体的な形で目の前にある現実だけに収斂している。目の前に出された色は、非現実の「領野」を通じて、差異化されることもなければ、客観化されることもない。つまり、患者は、カテゴリー機能を喪失したことで、知性に問題を抱えるようになったのではなく、健常者以上に、今、目の前に展開している具体的な状況に密着しているのである。

このように、ゴルトシュタインは、患者の行動障害が、行動の欠損ではなく、行動の構造の変容であると考える。行動が、各局面において、具体的な状況だけに囚われる。これにより、患者は、自分が見ている物の本質的な側面（「本質的なもの」）を把握できなくなるのである。ゴルトシュタインの主張を要約すると次のようになる。まず、彼は、症状の程度やそこで観察される行動の欠損を基に病を規定する方法を批判する。そこから、彼は、症状の原因として、実在と非実在（可能的なもの、思考されたもの）が分化する地点、つまり有機体の行動の分節の仕方（構造）を重視する。

2-3 代償行為に見る病の位相

『行動の構造』のメルロ゠ポンティは、ゴルトシュタインの見解に概ね賛同しているが、とりわけ患者の代償行為に注目している。

戦争病理学の早急な観察であるにもかかわらず、皮質の特定領域の破壊の後に、はっきりと観察されうるのは代償行為であり、機能の復元ではない。〔…〕シュナイダーは、いつも、視覚上の全体を把握できないままでいる。模倣の運動のおかげで、彼はこれらの全体の主要な線をたどり直しながら、それらを特定することができる。だが、この模倣の運動も視覚上の所与をそのものとして改善することはできない（SC, 76-77/115）。

二〇世紀初頭のフランス脳科学の見解では、脳の後頭領域は視覚的な思考（見た物を理解する能力）、側頭部は聴覚的な思考、前頭領域は情動や運動に関する思考を司ると考えられていた（SC, 76/115 ; Piéron 1923, 66）。刺激から生まれる興奮が、後頭部の特定の領域に位置づけられ（局在化）、感覚的な経験と知覚機能が正常に作動する。この局在化の作用のおかげで、対象を知覚しようとする者は、当の対象の形を視覚上で理解することができる。要するに、対象の形を直観できるようになる。シュナイダーの行動障害を、感覚機能という側面から分類するならば、最も顕著な障害は、視覚機能の障害である。なぜなら、損傷の場は、後頭領域にまで及ぶからである。この損傷により、彼は、自分の視野に入ってくるもの——例えば、色や形——を理解（直観）することができなくなる。

先に見た引用で、メルロ＝ポンティは、後頭部の損傷＝視覚機能の障害という因果関係ではなく、視覚障害を抱えた患者の代償行為に注目している。シュナイダーは、視野のなかに入ってきたものを見ることはできても、理解することはできない。理解するために、彼は、それを自分の身体運動で真似したり描写したりする。この代償行為という現象から、メルロ＝ポンティは、二点の重要な指摘を行っている。

（1）代償行為は、直観機能の構造的な変化であること。「同時的な全体を統握する行為は、視覚内容が自由にならなくなった場合に、不完全となる。結果が原因に依存するように、この統握が視覚内容に従属しているからそうなるのではない。むしろ、視覚内容だけが、統握行為に一致した象徴体系（symbolisme adéquat）を与えるから〔…〕である」（SC, 78/117）。「同時的な全体を統握する行為」は、この文脈では、「直観」（*ibid.*）の作用を指し示している。感覚的な水準で与えられる様々な出来事や印象が、視覚上で一つの形として把握される。それまで雑多に与えられていた出来事や印象が把握され、一つの形となる。これにより、対象の形が理解（直観）される。

このメルロ＝ポンティの指摘は、視覚機能が、必ずしも直観機能の条件（「原因」）にはならないことを意味している。なぜなら、視覚機能が破損しても、直観機能は維持されるからである。シュナイダーの場合に、感覚上で与えられた素材にアプローチする方法が、代償行為を通じて、視覚から触覚に切り替わる。視覚機能を通じた直観において、視覚内容と直観機能は、極めて緊密な関係（「一致した記号体系」）のなかにある。他方で、触覚――つまり代償行為――を媒介とした直観は、対象を不完全な形で把握する。実際に、シュナイダーは、見て理解すべきものを、触覚を媒介に理解しようとする。

この事実は、彼は、後頭領域の損傷に際して、視覚機能を失い、対象の形を理解（「直観」）できなくなった事態だけを意味してはいない。むしろ、メルロ＝ポンティによると、物を理解（直観）

するプロセスが、「一致した象徴体系」から「不十分」な体系へと変形したことを示している。つまり、シュナイダーは、それまでの方法（「視覚」）では行動を達成できなくなったので、別の方法（「触覚」）に切り替えて、同じ対象を理解しようとしているのである。

（2）次に、代償行為は、刺激の中枢における局在化の問題に新たな視点を提供している。一般的に、脳の後頭領域は思考と視覚、側頭領域は聴覚、前頭領域は情動と運動を司ると考えられている。心理学者のアンリ・ピエロンは、感覚上の興奮と各領域への局在化の関係は、各個人が置かれた環境のなかで規定されると指摘している（Piéron 1923, 66）。メルロ＝ポンティは、ピエロンの説を評価することで、局在化を、有機体による行動の構造化の一つの帰結と考える。「後頭領域の損傷が、視覚的な思考の障害を引き起こすのは〔…〕、これらの領域が、対応する思考様式の座であるからではなく、それを実現する特権化された方法であるからなのだ」（SC, 79/118）。後頭領域の損傷は、思考機能や視覚的な理解の障害を引き起こす。メルロ＝ポンティによると、こうした事態は、後頭領域が思考と視覚機能の動因であるという事実だけを必ずしも示してはいない。むしろ、有機体が物事を見て理解する際に、様々な領域のなかから、この後頭領域が敢えて選択されている事実を示している。つまり、大脳皮質の損傷にともなう局在化の機能不全は、行動障害の原因ではなく、その構造の変化の一つの結果である。このことは、次のメルロ＝ポンティの指摘において明確である。

受容器の表面に散在する局所的な興奮は、皮質の特殊な中枢に入るやいなや、一連の構造化を被る。この構造化は、興奮が実際にはまり込んでいた時間・空間上の出来事という文脈から、興奮を切り離す。そして、有機的で人間的な活動性の原初の諸次元に応じて、出来事に秩序を与える（SC, 81/120）。

刺激は伝導路を伝わり、中枢の皮質に達することで、身体上にある一定の興奮を引き起こす。メルロ＝ポンティが指摘するには、興奮は、特定の中枢に達した時点で、すでにその位相（「文脈」）を変えている。刺激が生まれた空間・時間上の条件や原因は、興奮が中枢に達する過程において、捨象されるのである。

すでに見たように、シュナイダーの主要な障害は視覚機能である。彼は、目の前に提示された物体を見分けることができない。ところが、目の前に提示された物体は、彼の触覚機能を喚起する。このことは、視覚上の刺激は、シュナイダーという有機体の行動のなかで、触覚上の興奮を促す刺激に位相（「文脈」）を変えていることを示している。「要素的な刺激の受容器上の位置は、対応する知覚の空間的もしくは質的な性格を、一義的に規定することはない」（*ibid.*）わけである。視覚上の刺激から生まれた興奮は、後頭領域に定位される。この場合に、メルロ＝ポンティが指摘するには、後頭領域が視覚機能を司ることで、有機体の行動が規定されるのではない。反対に、有機体は様々な可能性のなかから、この種の局在化を選び取っているのである。

シュナイダーは、視覚に障害をきたしているので、代償行為として触覚機能を用いる。このことは、有機体が、視覚刺激を触覚刺激に解釈し直し、別のタイプの局在化を選択していることを示している。代償行為を通じて、有機体は刺激の性質を変えていく。相関的に、有機体は、脳内における興奮の場も、行動の実現可能性に応じて変えてゆく。つまり、有機体は、興奮の局在化のために「特権化された方法」を、自分の置かれた環境、心身の状態、行動の達成可能性、等々の条件に応じてそのつど探し出しているのである。

3　実験室という病

3-1　実験室への批判

これまで見てきたように、メルロ＝ポンティは、症状を、有機体の行動の構造の変容と考える。他方で、『行動の構造』では、人間の病んだ状態が、本来はどのようなものであるかも議論されている。彼の主張によると、病は、反射理論を構築するプロセスに定位される。このことを明らかにするために、彼は、実験室という場を批判する。

驚くにはあたらないことだが、純粋な反射は、実験室のなかですら、ほとんど得られることはない。つまり、古典的な定義に適合した——すなわち、一定の刺激に対して恒常的な——反応が確認されるのは、受容器と効果器の間に直接的な関係がある場合だけ、諸器官の自己調節という反応が問題となる場合だけである。この反応のなかで、諸器官は、いわば、自分のために働いている（SC, 45–46/77）。

一般的に、実験から計測されたデータは、物事を判断する際に、客観的な規定値として機能すると考えられている。これは、本書の序論で見たように、クロード・ベルナールが『実験医学序説』で構築した方法である。この実証主義的な見解に対して、メルロ＝ポンティは、こと刺激という現象に関しては、実験室で計測されたデータ（反射法則）が、必ずしも有機体の行動の客観的な規定値とならないことを主張する。確かに、極めて限定された状況の刺激――メルロ＝ポンティの例では、諸器官の「自己調節」――で、有機体は、外部の脅威に対して、ある一定の決められた身体反応を示す（SC, 46/77）。しかし、シュナイダーが、〈視覚上の刺激〉を〈触覚上の刺激〉に解釈し直すように――さらに、大脳を切除された猫が、異なる液体に対して、異なる反応を示すように――、より複雑な行動の場合に、有機体は、同一の刺激にも異なる解釈を施す。同じ刺激への反応も、有機体の環境や行動の構造に応じて、そのつど「変更」（SC, 47/78）されるのである。この意味において、メルロ＝ポンティは、実験室で構築された反射法則が、特定の数少ない刺激だけしか説明しておらず、その現象性を「中和化」（SC, 46/77）していると指摘する。

　この文脈で、彼は、反射理論を構築するプロセスそのものが、一種の病であると指摘する。「恒常的な反射は、『限界状態』[6]の際に現れる『破局的』な反応であり、人間の病理における単調な逃避反応に比較しうるものだろう」（SC, 46/77）。有機体は、外部世界からの著しい脅威にのみ、反射的な反応（「単調な逃避反応」）を示す。反射法則は、極めて例外的かつ病的な状況（単調な逃避反応）

のなかでのみ、逆説的にも、その客観性を確保できるとメルロ＝ポンティは指摘しているのである。言い換えるなら、実験室で得られた数値は、行動の普遍的な規定値ではなく、一つの特殊なデータなのである。

3-2 行動の成熟と反射法則

それでは、実験室で生み出される反射法則が、客観性を欠いているという論拠はどこにあるのか。『行動の構造』のメルロ＝ポンティは、反射法則が、有機体の行動の成熟段階でのみ観察される現象であると指摘する。

実験室のなかでの諸々の反射は、闇の中を歩き、触覚器官、足、膝がいわば孤立した形で動く人間の動作に似ている。このように切り離された部分を使った動作は、動物の個体発生のなかでは、晩生の獲得物である。本来の意味での反射は、大人の山椒魚にだけ確認される。〔山椒魚の〕胎児は、全体的な運動、広範であるが未分化な水泳運動を行う（SC, 47/78）。

（6）「限界状態」は、ゴルトシュタインの表現。危機的状況における筋肉の弛緩を反射理論から説明するベッテの主張を批判する際に、彼はこの表現を用いる（Cf. Goldstein 1934, 141）。

メルロ＝ポンティは、反射法則のうえに構築された行動を、闇のなかを手さぐりで動く人間の行動と類比している。光の下では自然に歩ける人間も、闇のなかでは歩行が不自然となる。手が目の前の物体を探り、足元が安全だとわかれば、膝から上が動くように、身体の各部分の働きは連動しておらず、ばらばらとなっている。シュナイダーの場合に、視覚機能の不全は、触覚機能によって直ちに補われる。この意味において、感覚の各機能は連動している。これに対して、反射法則は、ある一定の刺激とある規定された反応という対応関係のみを論拠としており、有機体の行動に垣間見られる、各刺激の受容器上での位相の変化や、異なる感覚器官の連動（代償行為）を念頭に置いていないのである。

この文脈で、メルロ＝ポンティはフレデリック・ボイテンディクの動物行動論に言及している。両者の見解によると、反射運動は、有機体の行動の規定値であるどころか、発達の進んだ段階で見いだされる特殊な現象にすぎない。「大人の個体が示す反射、生理学のなかで研究され、神経組織の複雑な機能の諸要素のように考えられている反射は、最初は存在しないものだ」（Buytendijk 1931, 357）。山椒魚の稚魚は、外部世界の脅威に対して固定された反応を示さない。反対に、成長するにつれて、その行動は外部の環境に対して反射運動を示すようになる。行動は、反射法則の下で、より統一された形へと発展するのではない。むしろ成長を通じて細分化され、その過程で反射運動が獲得されるのである。

反射理論は、発達の後進段階で生まれる行動パターン（反射法則）である。にもかかわらず、この理論に立脚した諸科学は、それを、有機体の行動全般を説明する方法として想定する。このように倒錯したアプローチを、メルロ＝ポンティは、病的であると考えている。「こうして、反射は、病理学的な乖離の結果であり、生きているものの根本的な活動性ではなく、われわれが研究のために使用する実験装置に特有のものなのである」（SC, 47/79）。有機体の行動と環境世界の可変的な関係を固定し、その行動と機能を要素に分解し、実験室の観察対象にする企てこそ、メルロ＝ポンティにとって、人間の病（「病理学的な乖離」）を表しているのである。

第二章　症例シュナイダーと経験の平板化

——失認とアナロジー障害

『知覚の現象学』でも、メルロ＝ポンティは、シュナイダーの症例を分析する。彼は、この著作の一〇〇ページ以上をシュナイダーの症例分析に割いている。この事実からも、メルロ＝ポンティが、『知覚の現象学』の時期も、この症例を重要視していたことが確認される。

『知覚の現象学』で主に採り上げられるシュナイダーの障害は、失認とアナロジー障害である。メルロ＝ポンティの分析は、長大かつ複雑であるので、彼のシュナイダー論の結論を、最初に要約してみたい。彼は、シュナイダーの失認から、主に二つの結論を引き出している。初めに、患者は、知的な能力ではなく、その「実存的な基底」(PhP. 156/227) そのものに問題を抱えているという結論がある。次に、患者の行動は、知性の欠如であるどころか、健常者以上に知的機能を行使しているという結論である。

『知覚の現象学』に関する先行研究で、これまで重点的に論じられてきたのは、第一の結論である。(7) なぜなら、「実存的な基底」の損傷という問題は、人間の存在そのものに関わる問題であり、ひいては、メルロ＝ポンティの現象学の根本概念（身体、知覚、時間）に関わるからである。これに対して、ゴルトシュタインの重要な指摘があるにもかかわらず(8)（Goldstein 1931, 274）、患者が知性しか用いていないという事態に関しては、これまでのメルロ＝ポンティ研究において十分な議論がなされてこなかった。この現象は、患者の生活の背景となる世界が奥行きを喪失した状態を示している。この病的な状態のなかで、患者は、健常者ならば知性を用いる必要のない事柄（〈釘の頭〉、〈椅子の脚〉）にまで論理的な判断を行使する。

このようにシュナイダーは、過剰に知性を行使する。知性の過剰な行使は、彼にとって、世界が意味を失った事態を端的に示している。メルロ＝ポンティは、この意味喪失を「平板化（nivellement）」と呼ぶ。この現象は、メルロ＝ポンティ研究において、これまで二次的な現象とみなされ、十分に論じられてこなかった。ところが、平板化された世界の記述は、『知覚の現象学』以後のメルロ＝ポンティのいくつかの著作（『世界の散文』、『眼と精神』）でも中心的なテーマとなっている。この現象の分析は、人間存在一般の問題を考察する上でも重要な価値を備えているのである。ゆえに、本章では、前半部分でシュナイダーの行動障害（失認）を検討し、後半で行動障害から示唆される人間の存在意味の平板化の問題を論じる。

1　シュナイダーの症例——失認とアナロジー障害

1-1　抽象的な運動と具体的な運動

シュナイダーの行動障害の最も大きな特徴は、同一の行動における抽象的な側面と具体的な側面の乖離である。例えば、患者は、自分の身体の一部分（鼻や腕など）を指し示すように命令されても、その命令に応えることができない。指すべき個所が、患者の視線に非常に近い部位の場合であっても（PhP, 119/179-180）、この作業は失敗に終わる。この作業を成功させるために、患者は膨大な時間をかけて「準備運動」（PhP, 120/180）を行う。この種の運動は、患者にとって不慣れな運動であり、メルロ＝ポンティはこれを「抽象的な『運動』」（PhP, 119/179）と呼ぶ。

ところが、蚊や蝿が不意に患者の鼻に止まった場合に、シュナイダーは鼻に手をあて、害虫を即座に追い払うことができる。またポケットからティッシュペーパーを出して鼻をかむこともできる。この作業は、眼を閉じた場合でも、迅速に達成される。さらに職業労働のような高次の段階の運動も、それが患者にとって手馴れたものであれば、滞りなく遂行される。障害を抱えた後も、患

（7）　この側面に関して、西岡けいこの論文が明確な議論を展開している（西岡 2007, 35-50）。
（8）　患者が知性のみを行使し、作業を無理に遂行する状態を、ゴルトシュタインは「脅迫的な把握（Zwangsgreifen）」（Goldstein 1931, 274）ないし「しがみつき（Umklammerung）」（*ibid.*）と描写する。

者が苦もなく遂行できる運動を、メルロ＝ポンティは「具体的な『運動』」（PhP. 120/180）と呼ぶ(9)。

命令されて鼻を指し示す運動は不可能であるのに対して、蠅を追い払うような「生活に必要」で「習慣的」（*ibid.*）な運動は、患者の生活でしっかりと維持されている。鼻に触れるという同一の行動でも、「抽象的な運動」は不可能だが、「具体的な運動」は患者の生活に定着している。正常に機能する後者の運動について、メルロ＝ポンティは「指示がまともに捉えられており、患者が指示上で諸々の具体的な運動に成功するのは、それらの運動が対応する実効的な状況に自らを、心のなかで位置づけているという条件においてのみである」（PhP. 121/182）と説明する。具体的な運動の下で行動する人間は、当の行動の実現を促すような条件（「実効的な状況」）の下にいる。彼は、運動の始まりと終わりを「心のなかで」しっかりとイメージすることができる。言い換えるなら、運動の現在の局面は、過去と未来の局面と整合的な関係を築いているのである。この時に、彼の身体は、もはや自らが意志を用いなければ動かないような物質ではなく、自発的に目的に向かって動き出す。メルロ＝ポンティは、この身体を「現象的身体」（PhP. 123/184）と呼ぶ(10)。

これに対して、抽象的な運動の場合に、患者は、命令された運動の開始地点と完成地点をイメージすることができない。したがって、外見上では極めて単純に見える作業であっても、患者は失敗を繰り返す。このように「実効的な状況」への位置づけと運動イメージの構築が、「具体的な運動」を成立させているのである。

患者の身体を自発的に目的へと関係づけ、その運動を具体化する契機を、メルロ＝ポンティは「沈殿」という現象学の概念を用いて、次のように説明する。

これら〔私が友人と会話する時に、暗黙に前提とするいくつかの特徴〕の既得の世界は、私の経験に、その二次的な意味を付与する。これらの世界そのものは、一つの根源的な世界（le monde primordial）のなかで切り分けられており、既得の世界の第一次的な意味を基礎づける。同じような形で、「思考の世界」、つまりわれわれの心的な作動の沈殿（la sédimentation）がある。それは〔…〕、われわれが、綜合をそのつどやり直すのを必要とせずに、自らが獲得した諸概念や判断に信頼を置くことができるようにする（PhP, 151/220）。

「沈殿」という概念は、この引用が示しているように、私たちの習慣的な行動が成立する上で、必要不可欠な条件（「心的な作動」）となる。過去の諸経験が意識下に沈殿することにより、私たちが現在行っている知覚、認識、等々の活動は、反省や綜合を意図的に行わなくても、自然に達成される。過去の経験層との志向的な連動を通じて、人間の活動には、「方向」ないし対象との「距離」

（9） ゴルトシュタインの区別に従うなら、抽象的な運動は「指示する行為（Zeigen）」であり、具体的な運動は「把捉する行為（Greifen）」となる。後者において、作業主体は、空間を客観的に把握しなくとも、自然に作業を遂行することができる（Goldstein 1931, 267）。こうした直接性は、把捉する行為が、有機体の行動の構造全体と直接的に結びついていることを端的に示している（Goldstein 1931, 272）。

（10） ダストゥールは、「具体的な運動」における「身体」とは、もはや空間中の物質ではなく、運動主体の内的な「感覚」と結びついた運動であると的確に指摘している（Cf. Dastur 2001, 37）。

(*ibid.*) が付与される。[11] フッサールが言うように、「沈殿」という概念は、現在という時制における「生の諸活動」(Hua. VIII, 151) の基盤として機能しているのである。

シュナイダーは、熟練の仕事であれば、障害の発生後も滞りなく遂行できる。なぜなら、彼が事故以前に従事していた作業は、彼の意識下にある一定のプロセスとして定着(「沈殿」)しているからである。したがって、作業内容のマニュアルを作ったり、そのつど立ち止まって考えたりしなくとも、彼は、自然と作業をこなすことができるのである。

このように、「具体的な運動」は、他の運動から独立しているのではなく、必然的に過去の運動経験が「沈殿」した層と連動している。このことは、患者の行動障害の原因を考える上で、重要な示唆を与えている。例えば、シュナイダーは数字を理解できない。しかし「数の概念がシュナイダーにおいて傷ついているのは、当の概念が、過去を展開し、未来に進んでゆくための力を、この上なく想定している限りにおいてのみである」(PhP. 156/227)。シュナイダーが数字を理解できないのは、ある数(例えば数字の2)を、先立つ数(数字の1)の後続と位置づけ、その後に続く数(数字の3)に結びつける能力を描いているからである。数を概念として、そのつど、時間的に「展開する力」が欠けているわけである。

このことは、脳皮質の損傷にともない、患者は何を失い、損傷の起源はどこにあるかを端的に示している。つまり、シュナイダーの行動において、「傷ついたのは知性の実存的な基盤」(*ibid.*) であり、知性そのものではないのである。シュナイダーの行動障害の起源は、現在の活動と「沈殿」した行動の層が連動性を失ってしまった状況に、あるいは、各概念が過去・現在・未来という時間の流れのなかで自然と展開されなくなった状況に見出されるのである。

1-2 アナロジーの例

ゆえに、シュナイダーの行動障害を、知性の欠けた状態を意味する「精神盲（cécité psychique）」（PhP, 119/179）に分類することはできない。むしろ、物を正常に認識できずに苦しむ患者は、健常者以上に、知的な作業を行っている。この文脈において、メルロ＝ポンティは、ゴルトシュタインの共同研究者の一人であり、患者のアナロジー機能を分析したヴィルヘルム・ベナリーの議論を参照する。

例えば患者は、「猫にとっての獣毛は鳥にとっての羽毛に等しい」とか、「ランプにとっての光は、ストーブにとっての熱に等しい」とか、あるいはさらに、「光と色にとっての目は、音にとっての耳に等しい」とかいう、こんな単純なアナロジーさえも理解していないということが示される。同様に、「椅子の脚」とか、「釘の頭」とかの慣用的な用語を、その隠喩的な意味におい

(11) メルロ＝ポンティは、沈殿の層を、行動に方向を与える一種の構造のように提示している。しかし、このことは、「沈殿」という概念が硬直した構造であることを示してはいない。「同様に、私の既得の諸々の思想は一つの絶対的な既得物ではなく、それらは私の現在の思想を、そのつど、糧としている」（PhP, 151/220）とあるように、過去の諸経験が沈殿した層は、私の「現在」の活動との関係のなかで絶えず再編される。

て、彼は理解してもいない。これらの語が、対象のどの部分を指しているのかを知っているにもかかわらず、理解していないのである（PhP, 148-149/216-217 ; Benary 1922, 258-259 ; 261-262）。

〈猫と獣毛〉の組み合わせは、〈鳥と羽毛〉の組み合わせに対応し、〈光と視覚〉（「目」）の関係は、〈音と聴覚〉（「耳」）のそれに対応する。また、〈釘の頭〉は釘の上部であり、〈椅子の脚〉は脚立部分である。アナロジーにせよ、隠喩にせよ、健常者は、二つの語の対応関係を、一瞬のうちに、理解することができる。先に見たように、それが可能なのは、健常者は、今与えられているアナロジーの各要素を、一つの概念として他の要素に即座に応用できるからである。

これとは反対に、シュナイダーの認識行為のなかでは、概念と現実の間の関係が定まらないため、アナロジーは一瞬では理解されない。彼は「概念的な分析」（PhP, 149/217）を根気強く続けることで、アナロジーを解こうとする。例えば、目と耳のそれぞれの対象への類推関係を解く際に、「目と耳はどちらも感覚器官であるから、両者は似通った何ものかを産出するはずである」（*ibid.*）と、目と耳の共通点を指摘してから、彼は、その対象の類推関係を考え始める。さらに、〈釘の頭〉を指し示す際に、彼は「釘を手にして、それに触れ、頭の方向について再び説明する」（Benary 1922, 259）。こうした地道な作業を根気よく続けながら、彼は、事物の類推関係を理解しようとする。逆説的だが、患者の行動は、健常者以上に、知性、「概念的分析」ないし「カテゴリー」（PhP, 149/218）といった高次の対象判断に依存しているのである。

アナロジーの分析からメルロ＝ポンティが引き出す結論は、次の二点である。第一に、人間の存在や思考は、必ずしも、知性やカテゴリーといった高次の対象判断のみでは説明されないこと。「ゆえに、生き生きとした思考は、範疇（catégorie）に包摂されるべくあるのではない」（*ibid.*）とメルロ＝ポンティは主張する。健常者がカテゴリー機能に頼らず、アナロジーを解いているという事実は、まさにこのことを示している。

第二の結論は、知性に代表される高次の判断機能が内包する、論理的な矛盾と問題である。これをメルロ＝ポンティは次のように表現する。

> もしわれわれがアナロジーを、二つの項の統覚と記述するなら、そして当の二項が両者を連携させる一つの概念の下で提示されているなら、われわれは病的でしかない方法を、正常な方法として提供してしまうことになる。つまり、患者が、アナロジーの正常な理解を補足するために通過しなければならない、迂回のような方法を、正常な方法として提供してしまうことになるわけである（*ibid.*）。

難解な文章であるが、メルロ＝ポンティは、逆説的な言い回しで、高次の対象判断の病的な側面を指摘している。アナロジーは、二つの異なる事象を、両者に共通する質でまとめる作用である。引用に従うなら、「二つの項の統覚」である。この文脈においてメルロ＝ポンティが主張するのは、「統覚」という高次の作用だけが、アナロジー理解に最も適した方法であるならば、アナロジーに最も「正常」かつ適切な方法で取り組んでいるのはシュナイダーである、という逆説的な事態である。言い換えるなら、全ての判断を知的なプロセス（カテゴリー判断と統覚）の内部でのみ遂行する患者（シュナイダー）だけが、アナロジーを最も適切に理解していることになる。つまり、アナロジーを、「統覚」という知的な行為だけで解こうとすると、この種の解決方法は、逆説的にも、極めて病的な形（「病的でしかない方法」、つまり知性の過剰な行使）を取るのである。

このアナロジーの第二の結論は、第一の結論（「ゆえに生き生きとした思考はひとつの範疇に包摂されるべくあるのではない」）の逆説的な状態を示している。つまり、私たちが正常に用いる知覚や判断行為は、「カテゴリー」や「統覚」のみに基づくのではなく、すでに「沈殿」した過去の経験層との連動から達成されるのである。ゆえに、健常者は、知性やカテゴリーを意識的に用いることなく、アナロジーを即座に理解することができる。

ところで、この第二の結論（患者は知性のみを行使している＝知的なプロセスの病理性）は、知性が、実存的基底から切り離され、単独で展開する事態を指し示している。この点において、それは、あらゆる経験の奥行き（「現実的な状況」、「沈殿」、概念の時間的な展開）が失われた世界という問題を示唆している。(12)

実際に、このように奥行きを失った「世界」のモチーフは、『知覚の現象学』から後期の著作まで、メルロ＝ポンティの記述のあらゆる箇所に確認される。知的な作用のなかで均質化した世界に関するメルロ＝ポンティの記述は、確かにネガティヴである。しかし、竹内幸哉の論文が主張しているように（竹内 1997）、「実存的基底」や「沈殿」といった『知覚の現象学』に固有の概念が、意味の喪失や単一化といった否定的な側面と対になって記述されていることもまた事実である。本書が最初に提示した、メルロ＝ポンティの病的現象への三方針から説明するならば、シュナイダーの行動障害の分析は、健常な生を考え直す機会〈方針２〉を提供するのである。

これからに詳しく見るように、『知覚の現象学』のメルロ＝ポンティは、この否定的な作用を「平板化」と呼び、それを、個人の認識から人間文化一般まで、あらゆる水準で論じている。ゆえに、知性の過度な行使に示唆される人間の「実存的基底」の平板化が、どのようなものであるかを次に見てみたい。

2　『知覚の現象学』における平板化現象

『知覚の現象学』の「対象としての身体と機械論的な生理学」と題された章で、メルロ＝ポンティは、シュタインの『知覚の病理学』を援用している。シュタインは、この著作で、感覚中枢と伝導路の損傷にともなう対象スペクトルの障害について論じている（PhP. 87-90/134-137）。

感覚中枢に損傷を被った患者は、色彩感覚の幅を、時間の推移にしたがって狭めていく。「まず、全ての色が変色する。その基本的な色調は同じままであるが、その飽和度は減退する。次にスペク

(12)　カッシーラーはこのことをすでに提起している。「〔シュナイダーにおいては〕知覚がいわば平面にとどまっているのだ。つまり、それはもはや〈対象〉という奥行の次元に即して規定されておらず、この次元に位置すべく配置されてもいないのである」（Cassirer 1929, 276）。

トルが単純化し、黄、緑、青、紫がかった赤の四色となる。さらに、すべての短波長の色は、ある種の青色へと向かい、すべての長波長の色は、黄色へと向かう」(PhP, 88/135)。このように色の感覚は段階的に乏しくなり、その過程で、患者の色彩感覚は変調をきたす。色彩感覚の障害の進行を、メルロ＝ポンティは次のように考えている。

神経実質における損傷の進行は、ゆえに、すっかりできあがっている感性的な内容の一つ一つを破壊してゆくのではない。むしろ、それは、神経組織の本質的な機能として現れる、諸刺激の能動的分化(différenciation active)を、次第に不確かなものとしてゆく(*ibid.*)。

この説明に従うならば、色彩の障害の進行は、色の減少から説明されない。スペクトルが四色に減り、色彩の波長が二種類に切り縮められるといったような形で、スペクトル障害を説明することはできないのである。むしろ、メルロ＝ポンティは、そのつどの色彩感覚において、外部から来る刺激の身体上での分節のされ方を重視する。彼は、患者における刺激の分節を「機能の脱分化(dédifférenciation de la fonction)」(PhP, 87-88/135)と呼ぶ。刺激が身体上で受容され、行動が分節(「分化」)されるという、一連のプロセスが変容(「脱分化」)することで、患者の行動の構造が変化し、行動は低次の段階に移行する。色の数(赤、黄色、等々)の増減ではなく、各色の身体面における知覚のされ方と、その外部への分節が最初にある。色の減少(スペクトルの障害)は、この分節の機能不全(「脱分化」)から生まれた、表層的な現象である。

健常者の感覚経験では、与えられた刺激は、しっかりと分節され、感覚対象とその知覚行為が整合的な関係を築く。これに対して、患者においては、刺激の分節が、対象の正確な認識と対応しない。メルロ＝ポンティによると、このことは中枢の損傷においても同様である。この文脈において、彼は「平板化」の現象を指摘する。

刺激物の位置づけが混乱する事実は、位置づけ中枢の破壊によって説明されるのではなく、むしろ、一つの安定した全体にまで自らを組織化することにもはや成功しなくなる諸興奮の平板化（nivellement）によって説明される（PhP, 88-89/136）。

この文脈において問題となる「平板化」は、外部からの刺激の身体上での「分化」のプロセスが、整合性を欠いた状態を意味している。患者は、刺激を、彼の行動を促すような一つの全体として、把握しなくなる。これにより、彼は、対象の色を正確に認識しなくなる。同時に、各刺激が患者の身体上で全体的に知覚されなくなり、意味をもはや形成しなくなる。「平板化」は、このように、感覚経験とそれを知覚する身体の間の組織的な関係が部分的に破綻し、行動の構造が変容された事態を示しているのである。

3　『世界の散文』、あるいは文化の平板化

3-1　メルロ＝ポンティの芸術論

（1）整合的な変形

一九五一年に執筆され、死後に公刊された『世界の散文』でも、メルロ＝ポンティは、平板化の現象を論じている。彼は、芸術作品の意味の発生と喪失の問題を、この著作で論じている。ここでは、少し長くなるが、彼の芸術論を確認した後に、作品の意味と価値が喪失する現象を見てみたい。

『世界の散文』所収の「間接言語」と題された論文で、彼は、アンドレ・マルローの『芸術の心理学』三部作（『想像の美術館』、『芸術的創造』、『絶対の貨幣』）に言及しつつ、独自の芸術論を展開している。マルローの議論のなかで、彼が注目するのは、モチーフと題材に関連がない製作のケースである。マルローは、『芸術的創造』と題された著作で、ルノワールがカシスの海を見ながら、《洗濯女》を描いた逸話に言及している。

〔カシス〕海の青色は、《洗濯女》で描かれた小川の青色になった。彼〔ルノワール〕の視覚は、海を見るための一つの方法というよりも、一つの世界を秘密裏に加工する行為となっている。彼が壮大さのなかで捉え直した、この深みのある青色は、この種の行為に属しているのである（PM.

88/89 ; Malraux 1948, 114-115)。

《洗濯女》のモチーフは、小川で洗濯にいそしむ女性のイメージである。ところが、ルノワールがモデルに選んだのは、このイメージそのものではなく、コート・ダジュールの海辺である。題材〔カシスの海〕はモチーフ〔川縁で洗濯する女〕と一致しない。にもかかわらず、前者は後者に加工され、作品が生み出される。この変容の作用を、マルローは「世界を秘密裏に加工する行為」、あるいは、そのまま「変容（métamorphose）」（PM, 93/94 ; Malraux 1948, 114）と呼ぶ。描写対象と関わりのない、異質な素材〔カシスの海〕が、当の対象の描写に「秘密裡に」貢献する。マルローが「変容」と呼ぶ表現形式は、芸術家が、一見すると脈絡のない素材を自由に組み換えることで、作品を創造するプロセスを指し示しているのである。

メルロ＝ポンティは、マルローが提示する「変容」の効果に注目している。「どのようにして海の青色が、彼〔ルノワール〕に対して、《洗濯女》の小川の主題となる何らかの事柄を教唆したのか」（PM, 88/89-90）という問いを、彼は提起する。そして、次のような指摘をする。

世界の各断片、とりわけ、この文脈の海〔カシスの海〕は、時に、渦、奔流、細波に砕かれ、時に、そのものとして重厚、濃密、不動なままである。そうでありつつも、それは、数えることのできない、際限のない存在の形を繰り広げ、まなざしに対する攻撃に対して応答し、それを揺り動かすある一定の流儀を提示している（*ibid.*）。

メルロ＝ポンティが説明するには、画家が描写のために使用する題材（この文脈ではカシスの「海」）は、「変容」の作用のなかでは、描写対象として固定された物質ではない。それは、画家にとって、ある種の対話者である。つまり、画家が選択する題材は、海と青という視覚与件にとどまらず、様々な形（「渦」、「奔流」、「さざ波」）に変化するのである。この変化が、彼のまなざしを触発（「攻撃」）し、触発された彼の意識は、創作活動に向かう。この時に、画家は、「海に対してそれこれを語らせ」（*ibid.*）ようとする。

作り手と題材の対話から得られた成果は、必ずしもカンバスでそのまま海という形になるわけではない。ルノワールの創作場面では、カシスの海が女性と小川の流れ（モチーフ）に加工された。こうした変容をメルロ＝ポンティは、マルローに倣い、「整合的な変形」と呼ぶ（PM, 85/87）。この「変形」のなかで、作り手は、自分が知覚している対象を、そのまま再生するのでもなければ、意図的に歪曲しているわけでもない。むしろ、作り手は、知覚対象を忠実に再現しつつも、当の対象（カシスの海）から類推されない要素（洗濯女と小川）に出会う。ゆえに、メルロ＝ポンティは、「世界を見ながら、絵画が創作される」（*ibid.*）と言う。メルロ＝ポンティにとって、マルローが「秘密裏に加工する作業」と呼んだ創作の活動は、描写対象とそれを見る者の間で織り成される、特殊な交流を意味している。芸術作品は、こうした交流の一つの成果なのである。

（2）捉え直し

「間接言語」の分析よると、こうした「変容」の作用は、画家と世界の共時的な関係のなかだけでなく、画家と先行する作品のような通時的関係のなかでも生じる。この通時的な関係における創作の契機を、メルロ＝ポンティは「捉え直し（reprise）」（PM, 95/96）と呼ぶ。

> 世界、先行する諸作品、過去の諸作品のなかですでに粗描された一本の溝を、彼〔画家〕は、見たとおりにもっと遠くに押しやり、先行する絵の片隅に現れたこのアクセントを捉え直し、一般化し、すでに安定している習慣を制度へと変えることだけが重要なのである。しかし、こうしたことは、画家自身が、〔…〕彼に属するものと諸事物に属するもの、先行する絵のなかにあるものと彼がそこに追加したもの、彼が先駆者たちから採取したものと彼に固有のものを語ることなしに、遂行される（*ibid.*）。

メルロ＝ポンティは、画家の創作活動を、先行する作品の「捉え直し」と呼ぶ。この作業は、共時的な水準（「彼に属するもの」と「諸事物に属するもの」）だけでなく、通時的な関係（「先行する絵のなかにあるもの」と「彼がそこに追加したもの」、あるいは「彼が先駆者たちから採取したもの」と「彼に固有のもの」）にも適用される。一見すると盲目的な画家の創作活動は、「魔法」（*ibid.*）や「奇跡」（*ibid.*）ではなく、歴史的および時間的な枠組みのなかで先行する表現を捉え直すことで、達成されているのである。

　この「捉え直し」の作業は、必ずしも、作り手の意図に沿った形で遂行されるわけではない。作り手は、自分より前の時代のさまざまな作品を意識しなくとも——メルロ＝ポンティの表現で、

「語ることなしに」――、彼の作品には、それ以前の作品の特徴が痕跡のように残される。マルローが提示し、メルロ＝ポンティも言及する例で説明するなら、ドラクロワとそのロマン主義的な作風（ダイナミックな色彩表現）は、アングルの作風（新古典主義：デッサンによる的確な形態把握と肉付け）と大きく対立する（詳しくは、アングル《ホメロス礼賛》とドラクロワ《ダンテの小舟》を見比べてほしい）。ドラクロワ本人も、画壇では、アングルと終生対立し続けた。にもかかわらず、彼の作品には、アングルの影響が垣間見られる（PM. 96-97/97 ; Malraux 1948, 161-162）。このことは、ドラクロワが、自分の意識の及ばない水準で、アングルの作品を解釈し直し、そこから新しい作風を生み出していたことを示している。したがって、ドラクロワの作品は、アングルとその作風（新古典主義）を焼き直したのでもなければ、無視したのでもなく、アングルを超える新しい作風と制度（ロマン主義）を創設したのである。

このように、メルロ＝ポンティが主張する「捉え直し」という作用は、既存の制度を刷新する効果を備えている。「世界、その最初の企てそして絵画のあらゆる過去は、画家に対して、一つの伝統、つまりフッサールが言う起源の忘却、別様に再開するという義務、過去に対して忘却の偽善的な形式である来世ではなく、捉え直しの効力を与える」（PM. 96/97）。先行する作品を画家が捉え直す作業――つまり創作活動――は、文化内にそれまで定着していた伝統を、新たな形で再開する機能を備えている。ゆえに、メルロ＝ポンティは「絵画は人間文化の新器官（nouvelle organe）」（PM. 98/98）であると言う。作り手のモチーフ（《洗濯女》）と題材（カシスの海）の間の変容を媒介とした交流、作り手（ドラクロワ）が先行する作品と作者（アングル）を無意識に捉え直し、以後の歴史と文化を刷新してゆく事態——この二点が、『世界の散文』におけるメルロ＝ポンティの芸術論である。

3－2　文化の平板化としての美術館

それでは、反対に、以上に見た芸術表現は、どのような状況で平凡な（散文的な・月並みな）活動に貶められるのだろうか。この問いに対して、メルロ＝ポンティは『世界の散文』で次のように答えている。

最も隔たった画家たちを結び付ける〈歴史（Histoire）〉の「地下の奔流」という考え方、画家たちの背後で動く〈画家（Peintre）〉という考え方、画家たちがその道具となるような歴史における〈理性（Raison）〉という考え方、これらの考え方をマルローは避けようとしない。これらのヘーゲル的な怪物は、マルローに備わる個人主義のアンチテーゼであり補足である。芸術が個人の最も内密な部分に閉じ込められた場合、独立した諸々の作品を束ねる作業は、それらの作品を支配する何らかの運命から説明されるだけである（PM, 107/106-107）。

芸術家は、先行する作品を捉え直し、新たな作風を構築する。このように絶えず刷新される創造の歴史を、マルローは、画家たちの様々な努力を画一的にまとめ挙げる、合理的な歴史（「理性」、「（大文字の）歴史（Histoire）」）と考えている。実際に、異なる地域と文化圏に属する表現同士が、同一の目的を共有するという合理的な見解を、彼は『芸術的創造』で主張している。「北欧の様式、ビザンティンの細密画、古代の彫像、狩りの風景のつづれ織、説教壇、スペインの遺跡、等々、一人の芸術家は何らかの形式からスタートする。その形式の創造は同じ方向で、同じ様式で遂行される」(Malraux 1948, 68)。

メルロ゠ポンティは、マルローが提唱する「変容」という概念を評価する反面、その合理主義的な歴史観を批判している。この歴史観のなかで、あらゆる創作活動は、同じ目的(「同じ方向」、「同じ様式」)に集約される。この種の合理主義から生み出される機構が、美術館である。

ヘーゲルとは美術館であり、もしお望みなら、それは全哲学であるが、それらの哲学からは、影の領域、有限性、生き生きとしたインパクトが奪われており、芳香に満たされている(PM. 153/148)。

メルロ゠ポンティは、多様な表現を一纏めに説明する立場を、「ヘーゲル的な怪物」と呼ぶ。ヘーゲルの哲学体系は、彼が指摘するには、芸術家たちの各時代における表現(変容、捉え直し)の努力と成果、さらにはその多様性を、「美術館」に収めるかのように、合理的に纏めあげる。[13] メルロ゠ポンティは、マルローの芸術論の合理的な側面をヘーゲル哲学に例え、後者を「美術館」という皮肉に満ち溢れた表現で説明しているのである。

確かに「美術館」に作品が年代順に陳列されることで、創作の歴史はいっそう理解可能となる。

しかし、メルロ゠ポンティが主張するには、この種の蒐集作業は、作品からあらゆる偶然性(「影の領域」)と具体性(「生き生きとしたインパクト」)を捨象してしまう。[14] この意味において、芸術作品の意味と価値は、まさに「平板化」する。そして、美術館で作品を鑑賞する人は、作品の発生と意味を体感するどころか、そこから遠ざけられ、ただの陳列物を見させられることになる。

芸術家たちが、共時的および通時的な時間の枠組みのなかで、作品を捉え直しているという事実を捨象し、あらゆる芸術表現を合理的な世界観のなかに回収する思想――これが、『世界の散文』

(13) そもそも『世界の散文』という題名は、ヘーゲルの『歴史哲学講義』に由来する。『講義』のなかで、ヘーゲルは、初期ローマ帝国の思想史上の位置を講義している。この文脈で、彼は「散文」という表現を使用する。「東洋には最初の粗野な詩情と、有限なものすべてを転倒させる感覚があり、ギリシャには美しく調和のとれた詩情と軽やかに安定した精神の自由があったとすれば、ここローマには、散文的な生活と有限を自覚する意識と抽象的な知性と頑固な人格がある」(Hegel VPhG, 350-351/112)。ヘーゲルによると、ギリシャにおいて、個人の内面における生活は、美しく調和のとれた詩情にまで高められた。これに対して、略奪国家という形で創始された初期ローマ帝国において、詩的な内的生活の発展は停滞し、それを外的に規制する法が発展した。ヘーゲルの用語に従うなら、ローマにおいて歴史上初めて「心や情感を消し去った外面的な法原理」(Hegel VPhG, 351/113) が生まれたのである。これをヘーゲルは「散文的な知性」と呼ぶ (*ibid.*)。このヘーゲルの指摘を踏まえて、『世界の散文』のメルロ゠ポンティは、人間の行動の生き生きとした部分をそぎ落とす「知性」を「散文」と呼ぶ。

(14) メルロ゠ポンティの指摘は、同時期に公刊されたモーリス・ブランショの美術館に関する論文に基づいている (Cf. Blanchot 1950, 195-206 (とりわけ198-199))。美術館に関する近年の批判的な研究では、松宮秀治の研究を参照 (松宮 2009, 215-216)。

における経験の平板化の現象である。(15)

4 『眼と精神』、あるいは感覚の平板化

4-1 メルロ＝ポンティの感覚論

平板化の現象は、メルロ＝ポンティの後期思想のなかでも問題とされている。生前最後の著作である『眼と精神』（一九六〇年）の議論は、この問題系に属する。この著作のなかで、メルロ＝ポンティは、最初に、独自の感覚理論を展開する。

謎なのは、私の身体が見る者（voyant）でもあれば見える物（visible）でもあるということにある。身体はあらゆる事物を見るのだが、それは自らを見ることもできる。そして、自らが見ているということのなかで、その時、当の見る能力の「別の側面」を識別する（Œ, 18/258）。

メルロ＝ポンティは、ここで独自の感覚論を展開している。この感覚論によると、人間が見たり触れたりする感性的な経験は、行為上で、必然的に二重化する。

物を見る人間は、自らの視線を対象に向ける。これにより、その対象の特徴を理解する。この意味において、感覚行為は、対象の側に属している。しかし、他方で、人間は、このように物を見ている自分の身体の動きを体感することもできる。メルロ＝ポンティの言い方で説明するなら、感覚

は、外部の対象だけでなく、「自らが見ているということ」、つまり、感覚主体が自分の身体を用いてある対象を見ているという事実にまで浸透してゆく。この場合に、感覚は、もはや外部の対象ではなく、見る者の「身体」に位置づけられる。[16] このように、感覚行為は、本質的に、感覚対象から感覚主体の身体に還ってくるものである。したがって、メルロ＝ポンティは「見る者の見られている物への内属」(Œ. 19/258)ないし「感覚するものの感覚されたものへの内属」という表現をする。物を見ている人間は、それを、自分の外部の一対象のように扱っておらず、自分の身体の動き――視線、触覚、嗅覚――が、そこに介在していることを、いつも体感しているのである。

感覚の二重化現象は、メルロ＝ポンティによると、知覚する人間と彼を取り巻く世界とのある一定の結びつきを確証している。例えば、私がある物質や風景を見ている時に、感覚は、自分の見ている物に対する感覚と、その感覚行為に対する感覚に二重化する。メルロ＝ポンティは、この二重化において「諸事物はそれ〔身体〕自身の付属ないし延長である」(*ibid.*)と言うことで、物質と私の身体の結びつきを提示する。さらに、彼が続けるには、「諸事物は身体の十全な定義づけに属しており、世界は身体の生地そのものからできている」(*ibid.*)。感性的な経験が、外部の物質を見る

(15) メルロ＝ポンティは、ヘーゲル哲学の合理主義的な側面を様々な著作で批判している。しかし他方で、ヘーゲルの弁証法に備わる、自己が他者と関係する可能性を、「われわれが他者に移り、他者がわれわれに移るところの旋回、移転」(PM, 119/117)と評価している。

(16) フッサールはこれを「再帰感覚(Empfindnis)」(Hua. IV, 146)と呼び、物理的な事象と区別する。

作業を超えて、感覚行為の主体である身体に移行する。この過程（感覚の二重化）において、人間の身体、身体が関わる対象、それを取り巻く外部世界の三者にある一定の結びつきが生じる。メルロ=ポンティは、二重感覚から、私たちの身体運動と世界が「侵食（empiètement）」（Œ, 17/258）し合う関係を主張するのである。そして、『眼と精神』では、この感覚理論を用いて、創作活動や作品の生成が説明される。

4-2 二重感覚から操作対象へ

『眼と精神』では、二重感覚を軸とした主体と世界の交流が抹消される事態も、詳しく説明されている。この著作の冒頭で、メルロ=ポンティは、このことを次のように指摘する。

科学は諸事物を操作し（manipule）、それらに住み着くことを断念する。科学は自らに対して諸事物の内在的モデルを提供するが、〔…〕現実の世界から遠ざかり対立するだけである（Œ, p. 9/253）。

ここで、メルロ=ポンティは、近代科学が、人間と対象との関係を、操作する者とされる物の関係に変容してしまったと主張している。こうした状況のなかで、人間の物の見方は、「あらゆる存在を『対象一般』として扱う偏見」（*ibid.*）ないし「あたかもその対象が、われわれにとって何ものでもなければ、われわれの詭計にそれでも運命づけられているような偏見」（*ibid.*）に歪められる。操作対象は、人間の感性的な経験構造の外部に位置している（「われわれにとって何ものでも」ない）。したがって、この水準において、人間が見たり、触れたりしている物は、その感覚や身体ともはや関わりを持たない。しかし、この操作対象は、「内在的モデル」という形を取りつつ、物を見る人間とその身体行動を支配する。これにより、人間は、「対象一般」ないし「操作対象（manipulandum）」（Œ, 12/254）に変形する。そして、その世界においては、「何ものも彼（「人間」）の眼を醒ますことができなくなる」（*ibid.*）。このように、科学の操作概念は、人間の身体とその行為に備わる感性的な構造（再帰感覚）を、操作可能な道具の水準にまで平板化するとメルロ＝ポンティは指摘しているのである。(17)

(17)『眼と精神』を芸術や美学ではなく、技術の問題から読む可能性、つまり道具として対象化された世界に関する記述として読む可能性に関しては、廣瀬浩司の論考で指摘されている（廣瀬 1995, 45, 註11）。

第三章　症例ベルクマンと色名健忘症

1　健忘失語症

この章では、メルロ＝ポンティが『知覚の現象学』第一部第六章（「表現としての身体と発話」）で論じた、色名健忘症を検討する。この症例は、脳神経学者のクルト・ゴルトシュタインが、共同研究者のアデマール・ゲルプとともに分析した症例である。メルロ＝ポンティは、この症例の存在をグールヴィッチの講演で聞いている（本書の序章参照）。この障害の主体となる人物は、ベルクマンと呼ばれる。彼は、シュナイダーと同じく、脳皮質に損傷を負い、自分が見ている物を正確に認識できなくなった。彼は、例えば、指定された色を選ぶように命令されても、用意された見本のなかから正しい色を選び出すことができない。これが、ベルクマンの色名健忘症である。

本論で詳しく見るように、ゲルプとゴルトシュタインは、対象失認に陥った患者の行動が、どのような特徴を備えているのかを重点的に分析している。こうした方針に対して、メルロ＝ポンティは、患者の行動障害の分析を通じて、人間の行動の現象学的な成分——言語活動、身体（「自己の身体」PhP. 230/303）、その行動の構造、さらには、その背景の構成層（「沈殿」PhP. 229/321）——を抽出しようとする。

こうした展望の下、本章では、とりわけ「色名健忘症（Farbennamenamenesie）」に対する両立場を検討することで、その相違を確認し、そこから、メルロ＝ポンティの病的現象へのアプローチとその射程を検討する。

2　ゲルプとゴルトシュタインの分析

2-1　ベルクマンの健忘失語症

最初に、ゲルプとゴルトシュタインの分析に沿って、色名健忘症の外観を簡潔に確認したい。二人の患者であるベルクマンは、第一次大戦中の一九一八年に、手榴弾の破裂により左頭頂部を負傷した。傷の癒合の後、後遺症は残らず、記憶と計算能力は低下したものの、物事を推論する能力は健全なままであった。健忘症の発症時以外は言語も正常であった（UF, 63-64）。ところが、裂傷部分の癒合後に、特殊な行動障害が、彼の日常生活に現れるようになった。様々な障害のなかでも、とりわけ顕著な障害は、提示された色を名付ける能力（benennen, UF, 64）と、様々な色彩の毛糸や切れ端の見本から、指定された色と同じものを束にして選び出す能力（auswählen, *ibid.*）の障害である。

目の前に出された色を名付ける検査で、患者は、稀に色の名を正確に表現する。しかし、この場合に、患者は、記憶に頼りながら、色のイメージをゆっくりと思い描くことで、ようやく正しい色を名指すことに成功する。「われわれの患者は、すでに述べられたように、指名された対象よりも、所属色〔彼の記憶のなかの色〕を突き止め、それをいつも優先する。彼がその選択を的確に行うのは、内的に作り直された色の表象イメージを基に、あるいは〔…〕再認の方途においてである」(UF, 69)。患者が色を正しく名付けるためには、相当の準備と迂回作業が必要とされるのである。

かたや、名付けられた色を、様々な色の毛糸の見本から、束にして選び出す検査で、患者はこの作業を、大抵の場合に、遂行できない。稀に、正しい色の束を取り出して凝視したとしても、彼はそれを色見本の中に戻してしまう。こうした選択作業の失敗に関して、ゲルプとゴルトシュタイは、色を選出する基準そのものは、患者の生活のなかで、正常に機能していると指摘する。

> 彼〔ベルクマン〕はまた、色調の似た色ではなく、明るさの似た色にしばしば手を伸ばし、彼のいくつかの選択行為は、最初はまったく説明のつかないもののように見える。その上顕著なのは、おびただしい数の色の中で、完全に類似した色を不注意に見過ごし、彼がすでに持っていた、「正しい」色の束を戻してしまう (UF, 77–78)。

さらに、二人は次のような指摘を加える。

患者が最も成功するのは、色合いと明るさとの関係において、完全に似ており見かけでは同じ色を、それぞれ分類する作業である（UF, 78）。

二つ目の引用が指摘しているように、ベルクマンは、色合いと明るさを分類基準に使いながら、色を識別する。これらの基準は、患者の行動のなかで、正常に機能しているのである。ただし、これらの基準の使い方は、健常者のそれと異なる。例えば、後者は、様々な色から、同じ明るさの色を全て選び出すことができる。これに対して、患者は、選び出された色が、指定された色と同じ色であることにだけ満足する（UF, 79）。患者の生活のなかで、色を選ぶ時の基準値は、正常なまま残る。しかし、この基準値は、患者が自由に使用できるプロセス（「内的プロセス」UF, 80）として、患者の生活に定着していない。患者は、色を選び出す基準を維持しているものの、色を選出する時の基準値の安定性と変換能力に問題を抱えているのである。ゆえにゲルプとゴルトシュタインは、患者の行動障害を、色が理解できなくなった「色盲（Farbenuntüchtiger）」（UF, 59）ではなく、色を名付け、選び出す行為に固有の障害、すなわち「色名健忘症（Farbennamnesie）」と記述する。

2-2　カテゴリー的な行動

色の分類基準の障害を、ゲルプとゴルトシュタインは下記のように説明する。

彼〔患者〕は、見本と色の束を、はじめから一つの規定された観点の下で、つまり青、赤、等々の下で観察していない。彼のふるまいは、示されている諸々の色——諸々の赤や青——が鮮明に現れているか、それとも弱々しく現れているか、という問題から切り離されている。この点において、より非合理的で、より現実に密着している（UF, 82）。

この色名健忘のケースで、ベルクマンは、赤、青、等々の色の種類は理解している。しかし、色の強弱や濃淡といった基準値は見過ごされている。つまり、彼のまなざしは、他の対象や基準が考慮されないほど、あまりに一つの基準（色の種類）に密着している（「現実に密着している」）のである。このことは、色を選択する基準の変換能力が、患者の行動のなかで、硬化していることを示している。健常者は、色の特質、色調、明るさ等々の基準を、同一の局面で自由に変換できる。ゲルプとゴルトシュタインは、これを「変換の分類原理」（UF, 83）と呼ぶ。

これに対して、患者は色を選ぶ時に、一つの分類基準が固定されたままである。彼は、「ある時は色合いによって」（UF, 82）、また別の時には「明るさによって」（*ibid.*）、色を選び出す。彼は、ある時に基準値として用いる「色合い」を、別の時には使用できていないのである。「患者の見過ごしは、色の精彩との関連で色の束を一まとめにする、あるいは明るさとの関連で束を一まとめにする、あるいは別の特質を関係づけるといった結果にいたる」（UF, 83）。このように色を選ぶという体験の内部で、彼の分類基準は、そのつど孤立しており、他の基準と交換されなくなっている。

ゲルプとゴルトシュタインが説明するには、患者は、色を理解できなくなったわけではない。しかし、彼が色を選ぶ方法は、一つの基準に縛られている。つまり、彼は、健常者以上に頑固に色を選び出そうとしているのである。ゲルプとゴルトシュタインは、このように患者があまりにも単一の基準と現実の課題に密着する現象を、「融合性体験（Kohärenzerlebnis）」（*ibid.*）と呼ぶ。

色の選別（「変換の分類原理」）という観点から見れば、「分類原理」は硬化している。患者の体験構造（「融合性体験」）という観点から見れば、このように硬化した選択基準により、ベルクマンの行動は、柔軟性を喪失する。患者の硬化した生活を、ゲルプとゴルトシュタインは、「カテゴリー的行動」という概念を軸に、次のように説明する。

> 健常者は、選り分けの作業に際して、指導により一つの規定された注意の方向へ、急き立てられるように向かう。〔…〕その中で選び出された具体的な色は、そこで彼が純粋で単一的にそうあるはずのものの中で受け取られたのではなく、赤、黄色、青、等々の概念の担い手のように看做されている。その色は、直観的に与えられた結びつきから選ばれ、一つの規定された色カテゴリーの代表者として、諸々の赤色、黄色、青色の代表者として受け取られたのである（UF, 86）。

健常者は、ある一定の志向（「注意の方向」）と共に色を選択する。行動にある一定の方向が与えられているおかげで、彼は、選ぶべき色に自然と手を伸ばすことができる。この時に志向されている対象は、「具体的な色」である。この色は、恣意的もしくはでたらめに選び出された色ではなく、その色の系列が属する概念を代表している。例えば、健常者が、赤色を見本のなかから選び出すとしよう。ここで選ばれた「赤」は、異なる明るさの赤が属する、同一の概念系列（赤という

「色カテゴリー」）を代表する赤として選ばれた「赤」のことである。したがって、別の色を新たに選ぶように命令されても、健常者は、これまで使用していた分類方法（色の明暗）を、新たな方法（色の違い）に変換して、指定された色を直ちに取り出すことができる。色の選択がごく自然に達成されるプロセスを被験者に提供し、選ばれた色にその色が属する概念（色の明暗、色同士の違い、等々）との緊密なつながりを与える行動を、ゲルプとゴルトシュタインは「カテゴリー的な行動」（*ibid.*）と呼ぶ。

　これに対して、ベルクマンが毎回選び出す「色」は、もはや他の色との違いや濃淡から割り出された「色」ではない。この時の患者の志向性の構造を、ゲルプとゴルトシュタインは、次のように説明する。

> 反対に、患者たちに不可能で困難となる作業は、ある完全に規定された色の特質を、恣意的に取り出す作業である〔…〕。彼らが、選出の作業に際して、規定された諸々の色を一まとめにする時、こうした作業は、その時々の融合性体験によって受動的に押し付けられる。色の印象のある規定された側面が患者たちに行動を強いる時も、彼らは、そのさらに先の行動に際して、この規定された側面をしっかりつかまえることができず、それらを分類原理に変えることができない（UF, 87）。

患者が色を選ぶ時の態度は、ゲルプとゴルトシュタインが説明するには、受動的である。患者は、確かに、指定された色を選ぼうとする志向を持って、選出作業に従事している。しかし、この時に、一つの基準（明るさ）が「頭から離れず」（UF. 82)、別の基準に変換されない。一方で、色を選ぼうとする患者の志向がある。他方で、しかしながら、志向対象（選ぶべき色）に対応した分類基準が適用されないので、患者の志向は対象を見つけることができない。彼が色を選ぼうとする志向は、満たされないのである。ところが、それでも、彼は、記憶に頼りながら、頑なに指定の色を選ぼうとする（「融合性体験」）。この時に、患者は押し付けられた仕事に相対するように、作業を遂行する。

仮に、こうした頑迷な作業により色が選出されても、選ばれた当の色は、もちろん、その色が属する概念（明るさ、濃淡、等々）を代表していない。したがって、患者は、正しい色を選んでも、それを見本に戻してしまう。そして、再び、頑なに色を選ぶ作業に戻る。この一連の過程を経て、患者の行動は、極めて不自然（受動的）となる。そして、その不自然さが、症状と認定されるのである。

2-3　色名健忘症と言語表現

色名健忘症患者の行動を記述する上で、ゲルプとゴルトシュタインは「言語」の役割に注目する。二人が主張するには、言語は、色名健忘症という障害にとって本質的な現象である。

二人は、失認患者のシュナイダーに、指定された色に類似した色を選び出すように要求した。この時に、彼は、指定された色名を「声高に」（UF. 89）言い続けることで、当該の色を取り出した。

正しい色が視覚上で認識されていないものの、言葉の力が選出のヒントを与えてくれるのである。これにより、作業は達成される（シュナイダーはベルクマンより成功率が高い）。このように、言語は、人間の行動にとって、極めて重要な機能である。

色名健忘症患者（ベルクマン）の場合は、この言語機能が変容されている。「患者たちは、名付けられた色に対応する色を、はっきりと示すこともできない。色の名を自分で発音してみたところで、何度も発音できる色を、彼らははっきりと示すことができない」（UF, 92）。ベルクマンは、シュナイダーと同じように、指定された色を声に出し、自分に言い聞かせながら、正しい色を見つけようとする。ところが、いくら当の色の名を呼んでも、彼は、当該の色を見つけることができない。ゲルプとゴルトシュタインが説明するには、この健忘時に顕著な言語障害は、言語や思考機能の喪失ではない。

語が念頭に浮かんでこないのは、語がカテゴリー的行動を妨げ、あるいはむしろ不可能としているということではない。むしろ諸々の語が何かを失っているにちがいないという事態である。その何物かとは、それらの語に規範的な仕方で帰着するもののことである。さらに、この何物かは、それらの語を、カテゴリー的行動との連関において、使用に適したものにする（*ibid.*）。

声に出して言い表された色は、意識の志向が捉えるべき対象（色）の意味を表現している。このように健忘症患者の発話は、言語障害を発症しつつも、ある一定の意味を備えているのである。色を選ぼうとする志向、言語で表現された対象の色、志向が関わる意味、等々の図式は、患者の行動に、健常者と同じく定着している。しかし、この図式は、患者の実際の行動（正しい色の選択）を実現させてくれない。一方で、ベルクマンの言語機能は、ある程度において、正常に機能している。他方で、彼は正しい色を選択できない。この矛盾した事態について、ゲルプとゴルトシュタインは、語が「何かを失っている」と説明する。次の指摘は、この説明を具体化している。

> 患者たちの場合に、諸々の語は、こうした特質（「諸々の語がカテゴリー的行動との連関において使用されるに適したものとするもの」）を喪失している。このことは、次のことを教えてくれる。患者たちは、諸々の色が、諸々の名を持っていることを知っている。しかし、名は、色にとって、「空虚な音」になってしまっている。色は、患者にとって、概念にとっての記号であることをやめてしまったのである（*ibid.*）。

この分析によると、言語は、患者にとって「空虚な音」以上の価値をもはや備えていない。色の名がいくら発音されても、音は、色の名を知ろうとする患者の意識の志向（「患者たちは、諸々の色が諸々の名を持っていることを知っている」）を活性化しない。患者が表現した「赤」という語は、ただの音にとどまる。患者は、この「赤」という語をいくら発音しても、それが、どのくらいの濃さで、どのくらいの明るさで、他の色とどのように違うのかを理解できないのである。「赤」という音は、当の色の意味（濃淡、明暗、他の色との違い）を指し示す「記号」として機能していないのである。したがって、患者は色を選んでも、選ばれた色は、当然、その色の属する概念を代表していない。それは、患者にとって、ほぼ無作為に選ばれた色である。患者の言語障害は、言葉の喪失ではなく、表現される対象の形骸化、言語表現上の意味内容の空虚化を指し示しているのである。

このようにゲルプとゴルトシュタインの分析を見ると、彼らが、患者の住む世界の特徴を入念に記述していることが確認される。彼らの分析は、色名健忘症において、カテゴリー的行動が不能となった事態を指摘しているだけではない。色の名を知ろうとする患者の志向が関わる対象の空虚化(「空虚な音」)と行動の受動性(「押し付けられた(aufgezwungen sein ; erzwungen sein)」状態 cf. UF, 87 ; 97)も入念に記述している。ゲルプとゴルトシュタインは、色を名付け選び出す行動に障害を持つ患者に固有の行動形態を、彼の意識の志向が色と関係する仕方から説明しているのである。この点において、二人の分析の関心は、患者に固有の行動の構造に向けられていると言うことができる。

3 『知覚の現象学』における色名健忘症の分析

3-1 メルロ=ポンティの症例解釈――カテゴリー機能と語のアスペクト化

メルロ=ポンティは『知覚の現象学』の「表現としての身体と発話」でゲルプとゴルトシュタインの色名健忘症分析に言及している。彼は、二人の脳神経学者が指摘した「カテゴリー機能」と語の内容の変容に独自の解釈を加える。

カテゴリーの機能について、彼は、次のように指摘する。「カテゴリー的な行為は、ゆえに最終的な事実ではなく、ある確かな『態度（Einstellung）』の中で自らを構成する」（PhP, 224/315）。カテゴリーは、認識対象に述語を付与する論理的な機能だけではなく、判断を行う者が判断対象に対して取る、ある一定の「態度」も含意しているのである。

このメルロ＝ポンティの指摘は、色名健忘症患者が、行動障害に際して、何を失っているのかを具体的に示すことになる。例えば、ベルクマンは、健忘時に、思考の働きが弱くなる。これにより、彼は選ぶべき色を具体的にイメージできなくなる。

それ〔思考障害〕は、判断機能ではなく、むしろ経験環境（milieu d'expérience）に関わる。その環境のなかで、判断は生まれるのだ。また自発性というよりは、むしろこの自発性の感性的な世界に対する態度に関わる。つまり、この世界のなかで、ある何らかの志向を形作る能力に関わるのである（*ibid.*）。

ゲルプとゴルトシュタインに賛同しつつ、メルロ＝ポンティは、カテゴリー機能を、対象の判断機能に限定せず、行動に具体性を与える契機と考えている。したがって、引用によると、この機能が上手く働かなくなった時に、患者は、物を考え判断する能力だけではなく、さらにより深い次元でも問題を抱えることになる。

メルロ＝ポンティは、この次元を「経験環境」という表現で説明している。物事を判断する場合に、人は、当の物事の価値や好悪だけを判断しているのではない。なぜなら、彼は、同時に、当の物事を取り巻く周囲の世界（「経験環境」）にも、ある一定の態度や姿勢——あるいは、メルロ＝ポンティの表現で「志向」——を示しているからである。物を判断する行為は、この「経験環境」を経由して、成立するわけである。

したがって、ベルクマンが色を理解できないのは、彼が、色を判断し、理解する能力を欠いているからではない。むしろ、選ぶべき色に対する立場（「態度」）が十分に設定されていないからである。色の選出基準が硬化（この章の2‐1参照）するのは、こうした立場の未設定に由来する。これにより、色を選ぼうとする志向が満たされなくなる。彼の行動が不自然（受動的）となるのは、このように、知性、思考、判断、等々の個々の機能とその受け皿となる場（「経験環境」）の間の関係が、整合性を欠くようになったからである。

次に、メルロ＝ポンティは、ベルクマンの言葉の役割に注目する。「経験環境」とそこから生まれる思考や判断の関係が変容することで、語は意味を指し示さなくなる。この意味喪失の現象を、メルロ＝ポンティは次のように説明する。

しかし明らかに、語はその意味を失うと、その感性的な外観〔アスペクト〕にまで変容され、空、虚、と、な、る、（PhP. 225/315）。

すでに見たように、ゲルプとゴルトシュタインは、健忘失語症において、言語表現が対象の意味を指し示さなくなった事態を指摘している。これに対して、メルロ＝ポンティは、同じ文脈で、語が音声に切り縮められ、空虚となった事態にとりわけ注目している。この場合に、患者が発するそれぞれの語は、対象の「アスペクト」にとどまる。ベルクマンの発する語は、対象の表層、つまり音声あるいは色の外観以上の事柄を表現していないのである。

したがって、言語表現が、同一の対象をそのつど指し示しているとしても、表現された語（音）のそれぞれは、互いに関連を持たなくなる。つまり、各アスペクト（音声）は、同一の対象を核にして、それぞれを結びつける内的な連関の中にもはや位置づけられていないのである。具体的に説明すると、赤という色を名付ける際に、健常者は、濃淡、明暗、色調、等々、様々な基準のどれを糸口としても、当該の色を即座に「赤」と名付けることが出来る。これに対して、患者が言葉で色の名を表現しても、濃淡、明暗、色調、等々、それぞれのケースで与えられた感性的なアスペクトは、同一の「赤」という名に収斂しない。というのも、色の「名は、それ（見本）に対して何の役にも立たず、それに対して何も語っていない」（*ibid.*）からである。患者がある視点（濃淡）から先ほど見た色に付けた「名」（例えば、薄い赤）は、別の視点（明暗）で今見ている同系の色に付けた「名」（濃い赤）と概念的に結びつかなくなる。「名は先立つ諸々の『連合』から浮かび上がらなくなったのであり、それは、活性化されない物質のように、自らを変容したのである」（*ibid.*）。

ここまでの議論から、メルロ＝ポンティがゲルプとゴルトシュタインの分析をどのように解釈したかは明らかである。彼は、まず、二人が提示するカテゴリー機能の具体性を評価する。次に、思考（判断）の場（「経験環境」）の変容、さらに、言語表現における、対象（語）の空虚なアスペクトへの変容を提示する。メルロ＝ポンティは、患者の行動障害そのものではなく、障害における行動の構造の変容――本書の〈方針1〉――に注目しているのである。

3-2 症例分析から現象学へ

（1）意味の媒介的な役割

メルロ＝ポンティは、ベルクマンの行動の構造を明らかにした後、そこから人間の行動の現象学的な成分を抽出しようとする。すなわち、意味を媒介とした言語活動、語と発話経験の沈殿、身体の機能――この三点が抽出される。最初に、意味を媒介とした言語活動を見てみたい。ベルクマンの健忘失語症状を分析しつつ、メルロ＝ポンティは「意味」という現象に注目する。

のどの収縮、舌と歯の間のヒューーという空気の放出、われわれの身体のある種の使い方が、突然、一つの比喩的な意味を与えられ、われわれの外部へ当の意味を指し示すようになる。このことは、欲望のなかから愛情が出てきたり、人生の初めのとりとめもない運動のなかから〔意味を持った〕しぐさが出てきたりすることと同じように奇跡的なことなのだ（PhP, 226/317）。

何気なく出された音は、なるほど、息の強弱、喉の絞り具合、等々の生理的な運動から生まれる。この点で、発話は神経・生理的な現象であり、言語活動は自然界の法則に従っている。ところが、メルロ＝ポンティは、この自然的な言語活動には、自然に回収されない特徴が備わっていると指摘する。何気なく出された音（「ヒューという空気の放出」）も、それが言語表現である限りは、この音を発した人間が、他者や外部の世界に対して取る態度（「われわれの身体のある種の使い方」）を示唆している。芸術のような特殊な表現だけではなく、どのような水準の言語表現も、常にある一定の意味（メルロ＝ポンティの用語で「比喩的な意味」）を分泌しているのである。こうして意味が分泌されることで、言語で表現をする者と外部の人間の間に、ある一定のコミュニケーションが確立される。そして、人間の活動は、自然（神経・生理的な現象）から文化（意味を媒介とした他者との交流）に移行する

ところで、意味は、自己と他者の交流を可能にしてくれるが、それは、先に見た引用によると、「突然」発生する。言葉を発した者が、確かに、意味を産み出す。この時に表現された言葉の意味は、しかしながら、彼が決して予測できない形で発生する。単なる性愛（「欲望」）は、言語主体の意図に反する形で、純愛（「愛情」）に切り換わり、とりとめのない身ぶりやしぐさは、運動主体の生き方や考え方を、自然に表現することになる。これと同じように、言葉は、話者の意図を超えた意味を他者に伝達する。

こうした予測不可能な意味の発生は、メルロ＝ポンティが指摘するには、物事を刷新する機能を備えている。メルロ＝ポンティは、これを「超越」と呼ぶ。

しかしこうした条件（対話者との交流）だけでは十分ではないのであって、さらに、もし言葉が正しい言葉ならば、言葉は新たな意味を立てているのである。しぐさが初めてのしぐさであるなら

ば、それは最初の人間的な意味を対象に与えているのと同じである。それどころか、今、獲得された意味が実は新しい意味であった、という風でなければならない。したがって、最終的な事実として、認めねばならないのは、意味する――つまり、ある意味を把握し、それを伝達する――というこの開かれた無限定の力である。

この力により、人は、自分の身体と発話を通じて、新しい行動、他者、あるいは彼独自の思想へと超越する(PhP, 226/317-318)。

この引用によると、メルロ゠ポンティは、意味の発生を一種の超越的な現象と考えている。なるほど、確かに、物事の意味は、当の事柄を表現する者の言語活動から生まれる。つまり、彼が持つ語彙力、統語機能、等々の既存の図式が発端にある。ところが、極めて謎めいているが、意味は、発生した時点で、これらの既存の図式では説明ができなくなる。この点において、意味という現象は、あらゆる既存の現象を超越している。つまり、意味は、必然的に、「新しい意味」という形で、発生するのである。図式に回収されない意味が発生すると、言語主体は、その意味を軸にして、さらに新たな事柄を表現せざるをえなくなる。これを、メルロ゠ポンティは、意味に備わる「開かれた無限定の力」と呼ぶ。この力に導かれて、人間は、それまで思ってもみなかったような「思想」を獲得したり、それまで関心のなかった外部の人間に働きかけたり、予想すらしていなかった行動を取ったりする。

すでに見たように、ベルクマンは、自分が声に出して表現した色を理解していない。言語は機能しておらず、この意味において、症状と言語は関係がないように見える。しかし、メルロ＝ポンティが指摘するには、失語症あるいは色名健忘症のケースで、言語と意味は重要な役割を担う。「『純粋に運動的』で、言語の意味に何らかの尺度で関わらないような言語障害をどこかに見つけるのは不可能である」(PhP. 227/319)。言語表現とまったく関係がないように見える、重篤な色名健忘の症状も、この根底には、言語表現と意味という問題を抱えているのである。このことは、ベルクマンの行動のなかで、言語表現から超越的な意味の発生につながる回路が切断されている事態を示している。したがって、表現された色の名は、音以上の価値を生み出さず、彼の手を対応する色へと導かない。言い換えるなら、外部への「超越」が起こらないのである。

ゲルプとゴルトシュタインは、患者の意味へのアクセスを問題とした。彼らの分析を評価しつつ、メルロ＝ポンティは、意味という現象に備わる特殊な力——自然から文化への移行、予測されない意味の発生、超越——を発見したのである。

(2) 表現された諸語の沈殿

言語表現は、必然的に、意味を媒介として達成されている。この意味の発生は、確かに超越的である。しかし、メルロ＝ポンティは、それを超越と定義するだけではなく、そのメカニズムを解明しようとする。彼は、ここで、フッサールの「沈殿」という概念を使用する。

経験的に存在する諸言語、つまり構成された語彙と統辞の諸体系、諸々の「表現手段」は、発話の諸作用の澱と沈殿である。そのなかで、未だ言葉に表されていない意味は、自らを外部に表すための手段を見つけ出すだけでなく、さらに自分自身のために存在を獲得し、まさに意味として創り出される（PhP, 229/321）。

この記述に従うと、表現された語とその語を表現した者の経験は、意識の下層に「沈殿」する。私たちが表現した語、習得した語彙や統辞法、さらには他人との言語交流の経験は、一過性の事柄ではなく、意識下に堆積するのである。それにより、私たちが使用する言語のシステムは、毎回の言語活動のなかで更新される。このように、沈殿した過去の諸経験の層は、後続する表現を支えてくれるのである。メルロ＝ポンティが提示する「沈殿」という概念は、したがって、未だ言語として表現されていない事象（「未だに言語として表されていない意味」）が言語上で表現され、ある一定の意味を獲得する過程において、その事象を、生気づける役割を担っているのである。そして、このことは、私たちの言語表現が、アスペクトにまで還元され、意味との結びつきを失った「空虚」な音ではなく（色名健忘症のケース）、すでに表現され沈殿した諸々の語と未来に表現されるべくある語と連動していることを示している。

（3）自己の身体とどこからもやって来ない意味

メルロ＝ポンティは、身体の機能が、上述した言語の機能（意味と沈殿）と近似的であると考えている。「発話と表現の分析によって、われわれは自己の身体の謎めいた性質を確認することになる」(PhP, 230/322)。適当に発せられた言葉が、話者の予期しない意味を分泌するのと同じように、何気ないしぐさも、運動主体の外部世界への態度や思想を表現するのである。この「謎めいた」性質を、彼は次のように説明する。

自己の身体は、それぞれが即自であり続けるような、諸々の粒子の組み合わせや、きっぱりと定義された、諸々のプロセスの絡み合いでもない。身体は、それが在るところにはなく、それが在るところのものではない。というのも、われわれは、身体が自らの内部で「意味」を分泌しているのを見ているからである。そして、当の意味は、身体に対してどこからもやって来ないものである(*ibid.*)。

メルロ゠ポンティは、この文脈において、「身体」という概念に物質以上の価値を与えている。人間が、自分の身体の働きを生理学的な枠組み(「在るところのもの」)のなかで説明したとしても、身体行動は、この枠組みを絶えず逃れていくような形で成立する。つまり、この水準における行動は、未だに固定されておらず、これから新たに生じるような「意味」と結びついているのである。メルロ゠ポンティは、この水準の身体を、「自己の身体」と呼ぶ。

身体の行動と意味の関係は、メルロ゠ポンティによると、決して論理的な関係ではない。なぜなら、身体の運動は、予め論理と計算により予測可能な行動ではなく、「どこからもやって来ない」意味を表現するからである。人間の身体は、決して予測されない行動を、行動の各局面において、産出しているのである。したがって、患者が、色を名付ける時に受け身の状態になるのに対して、健常者は、馴染みのない色を選ぶ場合にも、この課題に対応した身体行動を即座に作り出し、自発的に色見本へと手を伸ばす。

このように『知覚の現象学』における「表現としての身体と発話」の章を見てみると、メルロ＝ポンティは、ゲルプとゴルトシュタインによる病的な現象（色名健忘症、失語症）の分析を援用することで、人間の行動に含まれる現象学的な要素を解明しようとしていたことは明らかである。この要素の主要な特徴は、意味作用を媒介とした一種の超越である。この水準の言語表現は、自然法則を超越し（メルロ＝ポンティは、これを「超過（excès）」（PhP, 229/322）とも呼ぶ）、話者と対話者の間にコミュニケーションの可能性を産み出す。しかも、彼らが予測していなかった形のコミュニケーションを産み出す。表現された語は、意識の下層に堆積（「沈殿」）し、後続する表現を生気づける。行為者の身体は、身体の所有者である行為主体すら予測がつかない、身体行動（「どこからもやって来ない意味」）を作り出す。これにより、行為者の身体行動は、目的を自然に達成することができる。

このように、色名健忘症を論じるメルロ＝ポンティは、患者の行動の構造だけでなく、その背後に示唆される人間の行動の現象学的な構造（意味の獲得による超越、語の沈殿、自己の身体）を提示している。こうしたアプローチは、ゲルプとゴルトシュタインが、患者に固有の行動の構造を専ら分析したのと対照的である。この点に、メルロ＝ポンティの色名健忘症に対するアプローチの独自性が認められる。

第一部まとめ

この第一部では、メルロ＝ポンティの高次脳機能障害（シュナイダー、ベルクマン）に対するアプローチを、『行動の構造』と『知覚の現象学』の読解を通じて検討した。本書の序論で仮説的に提示した、彼の病理論の三つの方針を思い出してみたい。

〈方針1〉患者の行動は、健常な生活の否定的な側面を示しているのではなく、それ自体において固有の構造を備えている。

〈方針2〉その分析作業は、患者の行動の構造の分析にとどまらず、健常者の生活を考え直す機会を提供してくれる。

〈方針3〉患者の行動を現象学的な視点から分析することで、現象学の諸概念の存在と機能が証明される。

この三つの方針は、『行動の構造』と『知覚の現象学』で極めて的確に提示されている。〈方針1〉は、『行動の構造』におけるメルロ＝ポンティの議論から確認される。この著作のなかで、メルロ＝ポンティは、患者の行動障害は、病ではなく、行動の分節のされ方の構造的な変容であると指摘していた。彼は、症状を分析することで、健常と非健常を区別することよりも、患者の行動の構造を抽出しようとしていたのである。

〈方針2〉は、『行動の構造』と『知覚の現象学』の議論に対応している。『行動の構造』のメルロ＝ポンティは、患者の行動の構造を探求するのと同時に、病という現象は、患者ではなく、「実験室」（あるいは、実験科学という思想）のなかにこそあると考えていた。実験室は、客観性と実証性の純度が最高度に高められた空間である。メルロ＝ポンティが主張するには、この極めて中和化された空間のなかで、有機体の行動は、実験データに切り縮められる。

かたや、『知覚の現象学』では、失認に付随するアナロジー機能の障害が、健常な生活を考え直す機会を提供している。シュナイダーは、自然に理解できるはずの事柄に、論理、知性、等々の高次の判断機能を無理に行使する。メルロ＝ポンティは、この特異な現象を、「平板化」と呼んだ。『知覚の現象学』の後、彼は、この病的状況に固有の現象を、個人の行動だけではなく、文化（美術館）の問題にまで拡張したのは、第二章で見た通りである。作品を誰にでもわかりやすく展示する美術館の営為が、逆説的にも、作品の発生という問題を隠蔽してしまう（『世界の散文』）。『眼と精神』では、客観性のみに依拠した科学的なアプローチ（「操作」）が、人間の感覚の豊かさ（「二重感覚」）を喪失させる事態が提示されていた。シュナイダーの行動障害から示唆される、様々な事象――実験室、論理的判断、美術館、操作対象――は、健常者の生活のなかで、客観性のみが孤立して作動する事態の異常性を、私たちに教えてくれるのである。

第三章で論じた色名健忘症は、〈方針3〉と対応する。メルロ＝ポンティは、ゲルプとゴルトシュタインが提供したベルクマンの健忘失語症から、現象学の諸概念を導出した。発話行為に介在する意味、過去の表現の沈殿した層、人間の表現行為に宿る超越性（「超過」）は、ベルクマンの健忘失語症から導出された。これらの現象学的な概念こそが、健常時の人間の行動を支えているのである。しかし、これらの概念が、健常な生活のなかで意識されることは稀である。行動の障害もしくはその構造の変容に際して、意識と行動の構成層は、一つの問題として、人間の前に姿を現す。病的な現象は、否定的な現象ではなく、有機体の行動を構成する現象学的な要素（意味、沈殿、超越）に視点を移す機会を、私たちに提供してくれるのである。

症例シュナイダーに対するメルロ＝ポンティのアプローチは、行動障害の分析にとどまらず、健常な生活の見直しと現象学の概念の存在証明に寄与すること――以上が、第一部の議論の成果である。

第二部　幻影肢

シュナイダーの症例に加えて、メルロ＝ポンティは、早い段階から、もう一つの症例に注目していた。すなわち、幻影肢の現象である。すでに見たように、彼は、早くも一九三三年の研究報告で、この症例に言及しており、『知覚の現象学』第一部第一章（「対象としての身体と機械論的生理学」）で、その成果を披露することになる。分析の分量は決して多くないものの、注目されるのは、メルロ＝ポンティが、ジャン・レルミットの臨床分析の成果を援用していることである。レルミットは、「身体図式」という概念をフランスに導入した人物であり、この図式概念をメルロ＝ポンティは一九五〇年代の中ごろまで、自らの身体論の構築のために積極的に利用する。この意味において、幻影肢の現象は、メルロ＝ポンティの現象学にとって、シュナイダーの症例と同じく重要な症例である。

ところで、幻影肢の現象は、デカルト以来のヨーロッパ思想史のなかで頻繁に論じられた現象でもある。デカルトは、この現象を『形而上学的省察』と『第一哲学』で論じている。一九世紀の後半になると、フロイトのパリ留学時代の師である、神経科医のシャルコーが、この現象を新しい視点から分析する。二〇世紀前半に、レルミットはこの現象の解明のために、身体図式という理論を導入した。こうした観点から、これから始まる第二部の第一章では、幻影肢の議論に重大な足跡を残した彼らの幻影肢論をたどり直す。そして、この思想史的な展望のなかで、メルロ＝ポンティの幻影肢論を検討する。

もう一つ注目されるのは、『知覚の現象学』のメルロ＝ポンティが、幻影肢の現象と起源を解明するために、サルトルの情緒理論を積極的に援用していることである。一九五〇年代になると、彼は、幻影肢論で援用した情緒理論を、サルトルの政治思想を批判する装置として使用する。このサルトル批判は、『弁証法の冒険』（一九五五年）に収められた「サルトルとウルトラ・ボルシェヴィズム」に顕著である。メルロ＝ポンティは、サルトルの政治哲学を、幻影肢患者の妄想や逃避にも似た行動と同質のものと考え批判する。この事実は、メルロ＝ポンティの病理論が、政治哲学の諸問題に拡張される可能性を示唆している。彼の政治哲学は、マルクス主義の批判とは別の視点からも読み直せるのである。こうした展望の下、これから始まる第二部では、メルロ＝ポンティの幻影肢へのアプローチを論じる。

第一章　幻影肢現象
――シャルコー・レルミット・メルロ＝ポンティ

1　幻影肢分析の思想史上の変遷

幻影肢という現象は、四肢の切断ないし麻痺の後に、切断部分周辺に再帰的に生じる、ある一定の感覚である。メルロ＝ポンティが『知覚の現象学』でこの現象を論じたことはよく知られており（PhP, 87-105）、それ以来、現象学の視点から、幻影肢を論じるアプローチは少なくない（稲垣 2007）。しかし、忘れてはならないのは、この現象はフランス哲学史において、現象学ではなく、認識論の枠組みにおいて従来論じられてきたことである。近代哲学の始祖デカルトは、『形而上学的省察』の第六省察で、内的感覚の誤謬を証明するために、この現象に言及している。

外部感覚ばかりではなく、内部感覚についてもそうであった。すなわち、苦痛以上に切実な感覚はありえないであろうが、しかし、あるとき私は、脚や腕を切断した人々から、いまなおときとして、そのなくした部分に、痛みを感じるような気がするという話をきいたことがあった。したがって、私の場合も、身体のある部分に苦痛をおぼえたとしても、当の部分が私に苦痛を与えたのだと確信するわけにはゆかないように思われたのである（AT. VII, 76-77/295）。

苦痛は、それを被る本人にとって切実な問題であり、痛みの程度は外部の者の理解を超える。この意味において、苦痛は内的な感覚である。この内的感覚のなかでは、幻影肢患者のように、すでに存在しない身体部位（被切断部位）に痛みを被る者もいる。実在しないはずの部位に痛みを感じることがあるのだから、内的感覚のなかで、人は、対象を正しく認識してはいない。したがって、この感覚は確実性に欠ける。つまり、デカルトは、内的感覚の誤謬を証明するために、幻影肢の現象を例示しているのである。

さらに後年の『哲学原理』第一九六節で、デカルトは、大脳と心、言い換えるなら感覚中枢と認識機能の必然的な結びつきを主張する。幻影肢の現象は、この関係を逸脱したケースのことである。この個所で、デカルトは、幻影肢を体験した少女のケースに言及する。壊疽を防ぐべく、切断された腕にギプスがはめられていたので、彼女は、自分の腕が切断された事実を知らなかった。ところが、彼女は、すでに腕が存在しない部分（ギプスの中）に、依然として腕があるかのように振る舞った。デカルトはこの現象を次のように説明している。

ところがこのとき、少女は、切り取られてしまった手に、あるときはある指に、他のときは別の指に、さまざまな苦痛を感じる。このようなことは、次のようなぐあいにしてでなければきっと起こりえなかったであろう。すなわち、以前は脳から手まで降りていたのに、そのときには腕の肘のあたりが末端になってしまった神経が、肘のところで動かされ、しかもその動かされ方が、手術以前にそれらの神経が、あれこれの指の苦痛の感覚を脳の中に位置する心に印象づけるために、手において動かされたはずのしかたと同じであった、というのでなければ（AT. VIII-1. 320/294）。

切断後、彼女の神経の末端は、もはや指先ではなく、肘（切断面）の周辺である。にもかかわらず、苦痛の感覚と神経中枢（脳）の関係は、彼女が切断前に保持していた指先（末端）と脳（中枢）の関係のままにとどまる。デカルトは、そこから、末端部分の感覚は、内的感覚（印象）にせよ、外部対象への感覚にせよ、常に誤謬の可能性を含むことを証明する。さらに人間の認識の機能を表象する「心」は、中枢である脳の中にしか存在しないとデカルトは指摘する（*ibid.*）。心と脳の必然的な結びつきが正常な認識を導き出し、幻影肢はこの結びつきが倒錯したケースなのである。

こうした認識論的なアプローチから現象学的アプローチへと議論の方向が変わり始めるのは、一九世紀末に、神経科医のジャン＝マルタン・シャルコーが、サルペトリエール病院（『サルペトリエール火曜講義』）で、幻影肢患者の臨床分析をするようになってからである。その後、二〇世紀前半に活躍した、神経科医のジャン・レルミットが、『われわれの身体イメージ』と題された著作で、幻影肢の分析に、生理学領域で生まれた「身体図式」という概念を導入した。これにより、患者の症状だけではなく、その身体構造と精神構造が、幻影肢現象の主要なテーマとなった。そして、『知覚の現象学』のメルロ＝ポンティは、レルミットの著作を活用することで、幻影肢現象を人間の「実存」という問題に接続した。こうした変遷を経て、幻影肢の分析は生理学から現象学に移行してゆく。

したがって、三者の議論をそれぞれ考察することは、次の二点において重要となる。まず、それぞれの議論を考察することで、フランス哲学史のなかで、幻影肢に関する議論が、認識論的ないし生理学的（広い意味で医学的）なアプローチから現象学的アプローチに移行する過程が明らかとなる。次に『知覚の現象学』の幻影肢の現象に関する議論が、この現象学的転回の中で果たした役割もまた明らかとなる。

メルロ＝ポンティの幻影肢論の射程に関しては、ヤン・パトチカと廣瀬浩司の秀逸な研究がすでに存在する（Patočka 1995, 73–74；廣瀬 2001）。前者はメルロ＝ポンティの幻影肢論から、独自の実存概念（「実存の衝動」cf. Patočka 1995, 108）を提示している。後者は、身体の二重化の問題を提起している（廣瀬 2001, 41–42）。この二つの研究の後に残された課題は、メルロ＝ポンティが幻影肢という病的な現象を扱う意義である。こうした課題を踏まえ、本章では、メルロ＝ポンティの幻影肢現象へのアプローチを歴史的な視点から考察する。

2　シャルコーの臨床講義

一八八八年六月一九日の臨床講義で、シャルコーは、幻影肢に苦しむ患者立会いの下、幻影肢の現象を医学生に講義している。四七歳の患者は、一一年前、車掌の職務中に列車とトンネルの内壁に挟まれ左腕を切断した。切断面が癒合した後、胸部、背中のような損傷と直接に結びつかない部分に苦痛を感じるようになる。切断された腕の幻影は、常にこれらの異常な痛みとともに現れる（Charcot 1888, 544-545）。

苦痛が、胸部、背中、切断面、等々、患者の身体上で固定されないのと同様に、幻影肢の出現する状況も、患者の生活環境に応じて変化する。例えば、座っている時は左膝の上で、歩行中は「放り出されたように（en air）」、落雷の時は「火の玉」をめり込まれたような感覚とともに幻影は現れる（Charcot 1888, 548）。さらに、シャルコーが説明するには、切断前に指輪をはめる習慣のあった者は、切断後、幻影の指に、その指輪がはまっているのを見ることがある。「それで、見たところ、幻影の指は、この指輪の感覚を腕に残しています。時として、自分の指輪に対するあまりに締め付けられた感覚、手術の時に体験した苦痛の感覚が、彼〔被切断者〕にはあるのです」（Charcot 1888, 550）。このように幻影肢の現象は、幻影に対する感覚が妥当かそうでないかという認識論上の問題だけではなく、ある一定の特徴を備えた現象でもある。その特徴をまとめると、次の三点が指摘される。異常な感覚の不規則な発生、環境の変化に相関的な幻影の現出地点の変化、身体上における習慣（例：指輪をはめる習慣）の存続である。

シャルコーは、この『講義』のなかで、意志をともなった日常の運動（「意図的な運動」cf. Charcot 1888, 553）だけではなく、夢のような意志が介在しない生活状況（「意図しない運動」*ibid.*）でも、幻影肢が生じることを患者との対話から導き出している。

［患者］例えば、しばしば夢に見るのは、列車が動いていて、私が依然として検札をしているところです。

［シャルコー］ご説明していただきたいのですが、あなたは二本の腕で検札をしているのですか？

［患者］はい、もちろん、かつてとまったく同じように二本の腕で行っていますし、そのことを完璧に記憶しています。

［シャルコー］どちら側〔の手〕でスタンプを握っているのですか。

［患者］右側〔の手〕で握り、左手で切符を受け取ります。それで本当にしばしば夢に見るのですが、自分が切断以前と同じように、検札を行い、もはや私のものでない左手で切符をつかんでいるのです（Charcot 1888, 551, 強調は引用者）。

患者は夢の中で、「切断以前と同じように」、客の切符を切る作業に従事している。左腕はもはや患者の身体に備わっていない以上、夢の中で患者が用いる腕は幻影である。幻影肢は日常的な運動だけでなく、夢のような意志の介在しない運動においても発生するのである。

このようにシャルコーは、幻影として現れる腕が、意志をともなった行動のみならず、そうでない行動においても、切断以前の腕とそれを取り巻く状況に類似しているという重要な指摘をする。つまり、幻影肢の現象は、私たちの身体とその運動習慣が、意識的に実行する行動だけではなく、無意識の行為にも浸透していることを示しているのである。

ところが、講義の後半部分で、彼はそのことを詳しく論じる代わりに、幻影肢の現象に生理学的な結論を与える。「われわれが選ぶのは、アセトアニリド(18)であり、というのも、それは、一般的に、胃によく受け入れられるからです。服用量は一日二・〇グラムとなります」(Charcot 1888, 558)。さらに服用効果の確実さが次のように注記される。「〔シャルコーが付けた註〕講義の一五日後、患者はわれわれのもとを再び訪れた。彼は、まじめに処方に従っていた。安堵感は極めて迅速かつ顕著であった。彼は、背と胸の痛みが概ね回復したものと考えていたはずである」(Charcot 1888, 558)。このようにシャルコーは、現実のみならず、夢においても発生する幻影と、その切断前の腕との類似性を指摘しつつも、幻影肢の現象をあくまで生理学的な問題と結論する。コント流に言うなら、彼は、患者の生活と行動の構造ではなく、その生体構造をあるべき構造に連れ戻す作業を重視してい

(18) 氷酢酸とアニリンを混合煮沸して作られる。鎮痛、解熱の作用があり、一回の服用極量は二・〇グラム。『薬科学大辞典』(廣川書店、一九八三年)を参照。

たのである。

3　レルミットと身体図式の導入

3-1　苦痛の発生と心身の発達

こうした生理学な結論に対して、『われわれの身体イメージ』（一九三八年）と題された著作で、レルミットは、シャルコーが発見した夢における幻影の発生に再度注目している。彼は、一九世紀末から二〇世紀初頭までの幻影肢に関する諸研究（アルベール・ピトレ、ウィアー・ミッチェル）を概説しながら、シャルコーの仕事を評価する（Lhermitte 1939, 59-60）。そして幻影肢の発生を、次のように説明する。「幻影肢は、切断以前に現実の四肢を占めていた苦痛と同じ苦痛に住み着かれている」（Lhermitte 1939, 61）。幻影肢の発生に付随する苦痛は、切断以前ないし切断手術の時の苦痛と似ていることを、シャルコーと同様、レルミットも指摘している。確かに腕はもはや存在しない。ところが、患者の腕に対する切断以前の感覚が、彼の意識下で習慣として定着しているので、患者は切断後もあたかも腕があるかのように行動する。

このように行動が実在から架空に変化することで、彼は、幻影の腕と現実の生活との間の差異に違和感を覚える。そして、この違和感が、「不快な印象」（Lhermitte 1939, 98）という形で、苦痛の原因となる。「情動的で不快な諸々の感覚。それらを特徴づけるのは、われわれが理解しているような苦痛ではなく、特徴づけるのが困難なある確かな不安、ある内面の不快感である。しかし、それは、視床[19]に損傷を被った多くの患者においても観察される感覚である」(*ibid.*)。患者は身体上だけではなく、心的な水準でも苦痛(不安、不快感)を被る。幻影肢の発生は、レルミットによると、身体上の苦痛だけではなく、精神的な苦痛をもたらすのであり、そのことは、この現象が心身両面における機能不全の状態から説明されるべき問題であることを示している。

さらに、レルミットによると、被切断者における心身の機能不全の問題は、その発達と密接に結びついている。四肢切断を経験した者三〇人に対するレルミットの調査によると、苦痛の現象は成人および壮年者において顕著である。反対に、幼年期に四肢を切断したケースでは、幻影の発生は稀である。

しかし、切断者における幻影肢の恒常性の法則に、〔…〕次の二つの条件が付け加えられるべきである。一方で、主体の知的発達がそれほど不十分ではないということ。他方で、切断は、身体イメージが構築されるのに十分な年齢を重ねている時に生じたということ。明らかなことであるが、先天的な切断、発達停止にともなう四肢の奇形、例えば、幼年期における四肢の切除が、幻影肢の出現を引き起こすことはほとんどない(Lhermitte 1939, 64)。

(19) 視床は間脳の中心をなす卵形の灰白質塊で、知覚の中間中枢と言われている。嗅覚を除くすべての知覚路は視床に達する。視床の損傷は、知覚機能の不全(自発痛、痛覚過敏、等々)を引き起こす。レルミットは幻影肢における行動障害を、視床の損傷に由来する知覚機能の不全に結び付けている。『医学大辞典』(南山堂、一九九〇年)を参照。

レルミットは、ここで、知的発達が幻影肢の発生と不可分に結びついていることを指摘している。年齢を重ね、人生経験をある程度積んだ段階で切断を経験した者の方が、遺伝（先天的な切断）、奇形、幼年期の切断のケースより、幻影肢を発症し、苦痛な感覚を被ることが多い。幻影肢現象（心身両面の苦痛）は、心身の発達・発育と密接に結びついているのである。[20]

3-2　身体図式の導入

知的発達と幻影肢の発生を結びつけるレルミットの説明は、ジャン・ピアジェの児童心理学に代表される、同時代の発達主義的な心理学の議論を念頭に置いているわけではない。[21]反対に、彼は、年齢を重ねることで習慣として定着する、身体行動の層に注目する。つまり、発達がそのまま幻影肢の発生と結びつくのではなく、発達を通じて人間の意識下に習慣として定着した層を、彼は問題とするのである。

このことを詳しく説明するために、彼は、精神分析家のポール・シルダーが構築した「身体図式」（Schilder, 1935）という図式概念を援用する。「実際のところ、位置図式（H・ヘッド）、身体図式（P・シルダー）、自己イメージ（V・ボガート）、身体精神（ヴェルニッケとフェルスター）、身体的な自己イメージ（レルミット）は、同一の事象、つまり、われわれの身体イメージのさまざまな呼び名である」（Lhermitte 1939, 12）。身体図式（シルダー）ないし身体イメージ（レルミット）の機能は、各行動における諸要素の図式化である。[22]「われわれが、その〔外的な行動の〕源に確認するのは、われわれの身体の、程度の差こそあれ、意識的な表象、イメージ、図式である」（Lhermitte 1939, 12）。

私たちが身体を用いて行う行動は、ある程度において、一定の図式のなかで成立する。この点に関して、メルロ＝ポンティが提示する老練なオルガン奏者の例は、身体図式の特徴を明瞭に説明している。

彼〔老練なオルガン奏者〕は椅子に座り、ペダルを動かし、音管を引き、楽器を自分の身体に合うようにして、楽器の方向や大きさを自分の身体に合わせ、家の中に収まるように楽器の中に収まる。〔…〕演奏中と同様に反復練習中の間も、音管、ペダル、鍵盤は、彼に対して、それぞれの

---

(20) 幻影肢の発生が可能となる四肢切断の年齢は、ゴーマンの詳細な調査によると、五〜八歳である（Cf. Gorman 1967, 97)。

(21) 一九四〇年の論文で、ピアジェは児童の行動の構造を各年代に分けて詳細に論じている（Cf. Piaget 1940, 18)。彼の理論によると、年代から年代へと行動の構造が変化する過程には、現実の環境への「順応」と「均衡」が常に前提とされている。この点において、その分析は、各段階の身体行動の構造よりも、身体行動の変化を通じた発達を念頭に置いている。

(22) 精神分析の領域において、フランソワーズ・ドルトは、リビドーという視点から、「身体イメージ」と「身体図式」を概念的に区別している（Cf. Dolto 1984, 23-24)。これに対して、レルミットは、この二つを、用語上でも概念上でも、厳密に区別しない。レルミットの立場を引き受ける形で、『知覚の現象学』のメルロ＝ポンティは、「身体図式」を専ら採り上げる。レルミットとメルロ＝ポンティの方針に合わせ、本論では、「身体図式」だけを考察対象とする。現象学的な視点から両者を区別した研究としては、拙論を参照されたい（Sawada 2011, 177-193)。

情動的ないし音楽的な価値の諸力としてのみ与えられ、また音管、ペダル、鍵盤、等々の位置も、そこからこの価値が世界に現れる場としてのみ与えられる（PhP, 170/244）。

老練なオルガン奏者は、初めて演奏するオルガンを、使い慣れたオルガンと同じように操りながら、演奏を遂行することができる。彼の身体の各部分（手、足、等々）は、ペダル、鍵盤、椅子、等々、外部の諸対象に対して違和感を抱くことなく直ちに整合的な（「家に収まるように」）関係を築く。この時、身体の各部分は、演奏行為という一つのイメージの下でしっかりと結びついている。かたや、オルガンの各部分も、奏者にとって、もはや空間上で外部に位置する操作対象ではなく、彼の身体に対して演奏を促す、ある一定の「価値」として機能している。行為（身体の各部分）と対象（ペダル、鍵盤、椅子、等々）の両面において、彼の身体行動の各局面は分離していない。このことは、身体行動がある一定の「イメージ」ないし「図式」に従って、一つの統一体として達成されていることを示している。

オルガン演奏のような高次の行動だけではなく、シルダーの提示する例によると、対人関係のような日常生活の出来事も身体の図式化から説明される。「忘れてはならないのは、身体の体位イメージ（身体イメージ）は、何よりもまず感覚的な経験であるが、その感覚的な経験から切り離すことのできない情緒をともなった型の態度を喚起する。この二つの源泉においてこそ、各人が、他者の身体と同様に、自己の身体に下す判断が形成されるのだ」（Schilder 1935, 242）。この説明によると、他人と相対する時に、彼の身体の諸部分が感覚的な要素（「感覚的な経験」）として私に与えられる。次いで、これらの要素が私の他人に対する印象（「情緒をともなった型の態度」）となる。シルダーによると、自己の身体イメージが、他者の身体の諸部分に対する感覚的な経験を通じて構築されているおかげで、人間は、相対する者に対して、無意識にある一定の態度を取る(23)。対人関係における姿勢や態度の構成は、生物学的な意味での身体の成長ないし心理学的な意味での心の成熟によって説明されるだけではない。それは、ある一定の図式が身体運動に介在している事実からも説明されるのである。

レルミットが説明するには、説明のつかない苦痛とともに幻影肢が生じるのは、身体の図式化がもはや十分に機能しなくなった時である。

〔ドイツの心理学者〕ヴァルター・リーゼが観察した、両腕の切断を被った患者が申し出るには、両腕が、外では彼に対してすべすべした物に見えるが、内ではざらざらした物に見える。というのも、おそらく、この男は、切断前、肉体労働者だったからである。別の患者は、自分の幻影の腕に、屍の腕の色に類推される黄みがかった、蒼白な色を経験した。彼が指摘するには、まさに切断前、彼の腕はこうした色合いを備えていた。三人目の患者が申し出るには、幻影の腕は、彼

(23)　ゆえにシルダーが説明するには、対人関係において、他者知覚は自己意識に先立つ。この意味において、彼は、リップスとフッサールが提唱する「感情移入（Einfühlung）」という間主観的な概念を、他者身体の我有化と批判している（Cf. Schilder 1935, 242-243）。

には、死んだように血の気が失せ、青みがかり、チアノーゼを起こしているように見える。ところで、この患者のケースでは、その切断手術は、障害の二年後に行われたばかりである。彼が腕に対して抱く最後のイメージは、チアノーゼを起こし、青みがかり、壊死の運命にある四肢のイメージであった（Lhermitte 1939, 76. 強調は引用者）。

幻影の色や形は、三人の患者にとって、切断前あるいは切断直後の腕の色や形と類似している。例えば、二人目の患者の場合に、幻影肢は切断直前の黄色がかった色をしていた。また三人目の患者の場合に、幻影肢は、青白く、チアノーゼを起こした状態で現れた。それぞれ切断直後の状態と酷似している。

このことは、身体図式の理論に照らし合わせると、次のように説明できる。一方で、患者の身体行動の図式化は、切断以前と同様に遂行されている。「結局のところ、被切断者たちの抱く幻想に関する考察から結果として出てくるものは、われわれの身体イメージは、われわれの身体上の外観以上に、破壊に対して抵抗しているということである」（Lhermitte 1939, 126）。身体イメージ（身体図式）は、身体の損傷にもかかわらず、切断以前と同様に図式化の機能を維持しているのである。

ところが、他方で、図式に統合されている行動は、患者が過去に有していた感覚（ざらざらした感触、黄色がかった色、チアノーゼ、等々）から構成されている。つまり、図式のなかでは、旧い感覚内容が依然として保持され続け、図式全体が更新されなくなっているのである。

被切断者が、不在の四肢に対する視覚的、触覚的、身体感覚的なイメージを同時に有しているならば、このイメージは、実のところ、意識の内部で照らし出されたある表象、ある思い出にすぎず、空間的に外部に置かれたある対象の直接の視像ではない（Lhermitte 1939, 75, 強調は引用者）。

具体的に説明すると、身体イメージおよび身体図式は、被切断者が現在見ている対象――そもそも見ている対象（四肢）は幻影にすぎず、現実にはそこに何も存在しない――から構成されているのではなく、腕が彼の身体の一部であった頃の「思い出」から構成されている。幻影肢に苦しむ患者の身体図式は、過去にとどまったまま、更新されていない。この更新されない身体図式は、患者の現在という時制における生活と共存不可能である。図式化の働きは、現在という局面のなかで、依然として遂行されている（レルミットの表現に従うなら、身体イメージの破壊に対する「抵抗」[24]）。他方

（24）シルダーも図式化の働きが残存する事態を指摘している。彼が提示する症例によると、左大腿部から下を切断した五六歳の患者は、もはや存在しない左足の部分に、切断後もある一定の感覚を持っていた。彼は不在の左脚の指を、同じく不在の左足首の関節の方向へ動かすように医者から指示されると、「それを動かすことができるような感覚を抱く」(Schilder 1923, 24)。このことは、切断前の患者が行使することができた運動は、ある一定の図式として、患者の生活に定着していたことを示している。身体行動が図式化されているおかげで、運動が習慣化されているわけである。これにより、切断後の患者は、切断前の行動を現実には遂行できないにもかかわらず、イメージの上ではできる――現象学的に説明するなら、「わたしはできる」（この概念については、本書の第三部第三章で説明する）――と感じてしまうのである。

で、身体図式そのものは、旧い感覚内容（過去の「思い出」）から構成されている。この矛盾した状況のなかで、患者の行動は整合性を失い、先に見た「不快な印象」（Lhermitte 1939, 98）が生じる。そして、この心身両面の機能不全にともない、患者はもはや存在しないはずの腕が、あたかも存在するかのように振る舞うのである。

3-3　幻影の消失

反対に、切断された腕が、被切断者の内面で、すでに過去のものと認められ、身体図式が更新されると幻影肢は消失する。レルミットは、二三年前に左大腿部から下を切断し、さらに近年右腕を切断した七〇歳の被切断者（女性）のケースに言及している。このケースは幻影肢の消失を的確に説明している。

幻影の左膝は、年月の経過にかかわらず、苦痛なままである。かたや、不在の自分の腕に対するイメージを常に所有している場合に、彼女は、その腕に対するイメージに苦しむことはない（Lhermitte 1939, 102）。

彼女の右腕はすでに存在しないが、そのイメージがしっかりと図式化されている。したがって、彼女は不在の腕を幻影という形で感じたり、苦痛を覚えたりすることがない。身体図式を構成する要素は、右腕が彼女の身体の一部であった時に、彼女が右腕に対して持っていた感覚の「思い出」

ではなく、右腕が不在という現在における事実（不在の腕に対するイメージの「所有」）である。

切断という過去の出来事が、患者の内面でしっかりと受け入れられるプロセスは、心的な不安を喚起するような「不快な印象」の除去に結びつくのである。身体図式という概念から説明するならば、この水準において、図式はしっかりと現在において更新されているのであり、それにより、幻影と心身両面における苦痛は消える[25]。反対に、左膝の幻影が、二三年という歳月が経過した後も消えないのは、彼女の身体行動の図式が、依然として更新されていないからである。言い換えるなら、左膝切断という出来事が、認識上で受け入れられていても、身体の図式化の働きに実質的に組み込まれていないからである。

このように、レルミットは、シャルコーが示唆した夢における幻影の発生を手がかりとしつつ、人間の身体の習慣化された層に注目している。幻影肢を経験する者の判断が、妥当か誤謬かという認識論上の結論（デカルト）、幻影はいかなる処方で消失するかという医学的ないし生理学的な議論（シャルコー）から、人間の身体行動とその図式化の機能に議論の方向を変えたことが、彼の仕事の大きな功績と言うことができる。

（25）身体図式の組み換えによる心的な苦痛の除去に関して、シルダーは、ダンス、ヨガ、等々の身体表現の実践とその重要性を認めている（Cf. Schilder 1935, 222–228）。

4　抑圧された経験と魔術的な行為──『知覚の現象学』の幻影肢論

4-1　抑圧された経験

『知覚の現象学』第一部第一章（「対象としての身体、および機械論的生理学」）において、メルロ＝ポンティは、先に見たレルミットの著作を参照しながら、幻影肢を論じている（PhP. 90-92/138-140）。彼の議論の最も大きな特徴は、レルミットが提示する更新されない身体図式の問題から出発しながら、幻影肢を一種の抑圧された経験として論じていることである。

幻影の腕は、ゆえに、抑圧された経験と同じように、過去になることを躊躇《ちゅうちょ》している旧い現在である。被切断者の前で喚起される諸々の思い出は、幻影肢の原因となるが、それは連合理論において、あるイメージが別のイメージ呼び起こすというようなことではなく、どんな思い出も失われた時を再度開き、それが喚起する状況を捉え直すようにわれわれを誘うからである（PhP. 101/154）。

メルロ＝ポンティは、人間の意識の内部で抑圧されたまま残存する過去の経験を、幻影肢の要因と考えている。四肢が切断された瞬間の経験は、患者の内面で上手く受け入れられない。それは、過去の出来事として簡単に消化されずに、現在に居座り続ける。[26]「この過去は、われわれの実際の現在にとどまり、われわれから離れず、われわれのまなざしを前にして整理されるのではなく、われわれのまなざしの背後に隠れている」（PhP, 98/150）。過去の経験であるものの、時間上で過去に移行せず、現在に固着している以上、幻影の腕が属する時制は「旧い現在」である。メルロ＝ポンティとレルミットの両者が指摘するには、このように失われたまま現在に取り残された時間は、被切断者にとって知覚可能な対象として提示されるのではなく、反対に、一種の「不安」を喚起する(27)（PhP, 98-99/150）。

しかしながら、メルロ＝ポンティは、幻影肢の発生を切断時の経験とそのイメージから、直接的に帰納しているわけではない。先に見た「抑圧」に言及した引用によると、切断時の経験とイメージは、幻影肢の発生の直接の要因ではなく、切断を被った者の意識に、切断時の生々しい「状況」を喚起する。被切断者の意識は、自己の意志と関係なく、失われた身体の一部分とその時の経験が喚起する「状況」に惹きつけられてしまうのである。抑圧された経験が作り出す場（「状況」）、そこで喚起される「不安」が、幻影肢の発生と密接に関わっていることをメルロ＝ポンティは主張しているのである。

（26）　切断後も残存する習慣と身体の問題については、霜山徳爾の指摘を参照（霜山 1975, 86-91）。
（27）　同じくレルミットの指摘も参照（Cf. J. Lhermitte 1939, 98）。

4-2　実存の非人称的な側面——魔術的な行為と象徴的な満足

このようにメルロ＝ポンティは、患者の現在の生活とその背後で消化されずに残った過去の経験の間の対立した状態、そして、その矛盾した状況に敢えて向かう意識の働きから幻影肢の発生を説明している。ところで、同じ文脈で、彼は幻影肢の議論を、人間の「実存」という問題に拡張している。

私の生活にはリズムがあり、これらのリズムは、私がそうであることを選択したものの中に理由を持たず、むしろ私を取り巻く共同の環境世界の中に条件を保有している。このようにわれわれの人称的な（personnelle）実存をめぐって、ほとんど非人称的な（impersonnelle）実存の余白が現れる。その余白は、いわば自明のものであり、私は生活の中で生存維持の配慮をその余白に委ねるのである（PhP, 99/151）。

ここでメルロ＝ポンティが提示する「実存」という概念は、個別の人格によって理解可能な経験だけではなく、それを取り巻く周辺、つまり、個人が意のままに把握することのできない経験（「私を取り巻く共同の環境世界」ないし「非人称的な実存の余白」）にまで拡張される。

このことを幻影肢の現象から考察するなら、次のようになる。ここで問題となる「実存」は、残存した身体部分のような知覚できる対象だけでなく、被切断者の意識の背後で抑圧された、切断の瞬間の経験とイメージにまで関わっているのである。

私の生体構造は、世界の一般的な形式への前人称的な（prépersonnel）参加として、無記名で一般的な実存として、私の人格的な生の下部で、生来の無意識的な観念や感情の複合という役割を担う。それは無気力ではなく、実存の運動をまた粗描しているのでもある（PhP, 99/151）。

意識が、明確に志向することのできないような、現在の背後で抑圧された経験も、実存の運動の一部分を構成しているのである(28)。抑圧され、人格の各能力と機能が及ばない水準における実存の運動（切断された四肢）のなかで、各個人はその対象を能動的に知覚するのではなく、自らが把捉することのできない対象に触発される。この時の被切断者の状態を、メルロ＝ポンティは次のように説明する。「情緒に囚われている事態とは、直面することはできないが、それでもそこから立ち去ることのできない状況に参加させられている状態のことである」（PhP, 101/154）。幻影肢に苦しむ患者は、切断の瞬間そのものを、過去の経験として片付けることができない。ところが彼の意識は、このように抑圧され十分に把握することのできない経験が開示する「状況」に惹きつけられてしまう。

原理的に知覚できない物（もう存在しない腕）を無理に把握しようとする時、メルロ＝ポンティ

---

(28) パトチカは、こうした前人称的な領域も包括するメルロ＝ポンティの実存概念から、主体の運動を「実存の衝動」（メルロ＝ポンティの用語で「実存の振動」cf. PhP, 95/144）と解釈し、それをハイデガーの「情態性（Stimmung）」、さらにはアリストテレスの「潜勢態」の概念に結び付けている（Cf. Patočka 1995, 108）。

が、サルトルの『情緒論素描』に倣って説明するには（Sartre 1938, 53）、「失敗を受け入れ、引き返すよりも、むしろこうした実存的な袋小路のなかで主体は自分の道を阻む世界を粉々にし、魔術的な行為の中で、象徴的な満足を探し出す」（PhP. 102/154）事態となる。四肢の切断の瞬間のような、現在の自分が引き受けることの出来ない経験を前にした者は、それを受け入れ、処理する（過去のものとする）ことを諦めることができず、想像の世界であたかもそれを把握したかのように振舞う。彼は、現実には何も達成していないにもかかわらず、達成したかのように無理やりに振る舞う。言い換えるなら、現実の世界での挫折に背を向け、現実に存在しないはずの対象を架空の世界のなかで作り上げる。そして、この対象があたかも現実に存在するかのように行動することで、ある一定の満足感（「象徴的な満足」）を得る。

この時、患者は、対象を能動的に知覚することで、自分を取り巻く状況を理解する代わりに、対象が把握不可能となったものの、諦めがつかない現状に惹きつけられている。彼の活動は、もはや対象を整合的に理解する知覚行為ではなく、「情緒（émotion）」に変形されている。そして「同じように、情緒が世界内存在に再度定位されるなら、それが幻影肢の起源であることが理解される」（PhP. 101/154）と指摘することで、メルロ＝ポンティは幻影肢の発生の起源を、情緒にとらわれた人間が行使する「魔術的な行為」[29]と考える。

レルミットが更新されない身体図式という問題を指摘しているのに対して、メルロ＝ポンティの分析は、切断の瞬間に抑圧された経験とその水準における患者の行動の諸特徴（「情緒」、「魔術的な行為」、「象徴的な満足」）に焦点を当てているのである。

この章の議論を簡単にまとめておきたい。シャルコーの臨床講義により、幻影肢の議論は、デカルト以来の認識論（対象の判断における正誤の問題）という枠組みから脱却した。次に、レルミットが「身体図式」という概念を導入し、さらにメルロ＝ポンティが切断の瞬間の「抑圧」された経験の層を説明することで、幻影肢は医学的ないし生理学的な問題ではなく、一つの現象として記述が可能となったと言うことができる。

この移行過程において、メルロ＝ポンティの議論を考察し直すと、そこには、ある一定の意義が見出される。レルミットが提示した更新されない身体図式という問題から出発しつつ、彼は、抑圧された経験を分析方法として使用した。身体行動（患者の場合は幻影の四肢と、その動きや感覚）は、抑圧された経験を、象徴的に表現している。このことは、人間の世界内における身体行動と知覚活動が、実在の空間だけではなく、象徴的ないし想像的な領域にも浸透していることを示唆している。この水準における身体の機能と位相は、第三部第三章で詳述するので、次章では、メルロ＝ポンティの幻影肢論と政治哲学の関係を考察する。

(29) メルロ＝ポンティは言及しないが、シルダーも現実から乖離した行動を「特別に魔術的な実践」と呼んでいる（Cf. Schilder 1935, 222）。

第二章　政治の病理学——サルトル情緒理論の受容

1　メルロ＝ポンティの病理学と政治学

この章では、メルロ＝ポンティの政治哲学を通して彼の病理論を考えてみたい。彼の政治哲学はマルクス主義批判を基調としており、一見したところ、病理学との関係性は薄い。しかし、彼は、政治や社会を論じた著作と論考の多くに病理学的な視点を導入している。〈政治の病理学〉とでも言うべき彼のスタンスは、『弁証法の冒険』（一九五五年）に収められた「サルトルとウルトラ・ボルシェヴィズム」にはっきりと確認することができる。[30] 周知のように、サルトルは、第二次世界大戦後に実存主義の思想を提唱した哲学者であり、メルロ＝ポンティとは学生時代からの思想上の盟友である。

メルロ＝ポンティは、『知覚の現象学』（一九四五年）から晩年の『見えるものと見えないもの』

の時期まで、サルトルの実存哲学および政治思想に対して終始批判的な立場を取っていた。ところが、前の章で見たように、『知覚の現象学』における幻影肢の分析で、彼は、サルトルが『情緒論粗描』で提示した「情緒（émotion）」と呼ばれる行動とその分析を例外的に評価している。情緒に囚われた幻影肢患者の活動は、知覚行為に立脚した生活を逸脱し「魔術的な行為」に没入している。この時、患者の属する世界も、知覚できる実在の世界から「魔術的な世界」へと形を変える。サルトルから着想を得た「情緒」という特殊な行為は、メルロ＝ポンティが病的な現象（幻影肢）を説明する際に、重要な役割を担っていたのである。

しかし、「サルトルとウルトラ・ボルシェヴィズム」の時期になると、メルロ＝ポンティは、「情緒」という概念を用いて、サルトルの政治思想を批判するようになる。この点に関して、ベルナール・シシェールはメルロ＝ポンティとサルトルの政治的な立場の相違を、金田耕一は両者の思想上の立場の相違を的確に分析している（Sichère 1982, 103–180；金田1996, 51–92）。しかし、メルロ＝ポンティが幻影肢分析のための基本概念（「情緒」）を用いて、当の概念を考案した人物（サルトル）の政治思想を批判しているという事実に関しては、依然として研究が為されていない。「情緒」とそれに付随する「魔術的な行為」の受容を検討する作業は、メルロ＝ポンティのサルトルに対する哲学的な立場だけではなく、前者の政治哲学の病理学的な方向性を探る上でも極めて重要である。こうした展望の下、この章では、幻影肢の分析における「情緒」という概念の受容と『弁証法の冒険』におけるサルトル批判を考察し、最後に、考察の成果を基にメルロ＝ポンティの政治哲学に含まれる病理学的な方向性を検討する。

(30) 他のテクストでは、『ヒューマニズムとテロル』(一九四七年)と「パラノイア政治」(一九四八年)が挙げられる。『ヒューマニズムとテロル』で、メルロ=ポンティは、ロシア一〇月革命以後のソヴィエトが抱える政治的な諸問題を、一九三七年のモスクワ・ブハーリン裁判の審議録とこの裁判をモチーフにしたアーサー・ケストラーの小説『真昼の暗黒』を基に論じている。彼は、トロツキーを追放しブハーリンを処刑した革命以後のソヴィエトの政治体制を「テロル」(HT. XVI/10)と批判し、現実の政治状況を「知覚」できなくなったソヴィエトという政治主体を、「アトム」(HT. 118/157)の集合体と命名する。「アトム」は、他者や外部世界との自発的なコミュニケーションを必要とせずに、偶然性にまかせて存在する実体である。この水準で存在する人間のあり方は、『行動の構造』と『知覚の現象学』時代のメルロ=ポンティの議論を顧みるなら、シュナイダーの症状に接続できる。シュナイダーは、手馴れた作業以外の状況では、事象の意味を具体的に把握できない。言い換えるなら、彼の外部世界へのアクセスは極めて狭まっている。この点において、政治状況を自発的かつ具体的に把握できなくなった人間の意識とその在り方は、シュナイダーの行動に類比されるのである。

かたや、「パラノイア的政治」と題された時事評論のなかで、彼は、アメリカの反共産主義運動とそれを批判するトロツキー未亡人とアンドレ・マルローに言及している。一方の陣営は、他方の陣営が発する批判に対してヒステリックに反応する。メルロ=ポンティは、無益な応酬を繰り返す両陣営を、外部世界への感受性が妄想に変質したパラノイア患者になぞらえている(Paranoïa, 309-328/158-178)。

2　幻影肢の現象における魔術的な行為

2-1　幻影肢の現象

幻影肢という現象は、四肢の切断および麻痺の後、損傷部分周辺に生じる、ある一定の再帰的な感覚である。メルロ＝ポンティが『知覚の現象学』で参照するジャン・レルミットの観察によると、この感覚は必ずしも正常な感覚だけを指し示していない。なぜなら、被切断者は、幻影の腕を感知するたびに、心理的な水準で「不安」(Lhermitte 1939, 98) ないし「不快な印象」(*ibid.*) を体感するからである。また幻影肢に対する感覚は、レルミットが評価したジャン＝マルタン・シャルコーの観察によると、座っている時は膝の上に、歩行中は「放り出されたように」、落雷の時は「火の玉」をめり込まれたような印象とともに生じる (Charcot 1888, 548)。同じ部位の損傷に由来する幻影の形と発生の場所が、生活状況に応じて、絶えず変化するわけである。

さらに、幻影肢の発生は、被切断者の過去の生活経験と密接に結び付いたケースが多い。切断前に指環をはめる習慣のあった被切断者は、幻影の指にその指環がはまっているのを目撃し、切断前に列車内で車掌の業務に携わっていた者は、睡眠中、幻影の腕を用いて列車のなかで切符を切る作業に従事する夢を見ることがある (Charcot 1888, 550-551)。

2-2 「情緒」の導入と「魔術的な行為」の介在

『知覚の現象学』でメルロ＝ポンティが注目するのは、幻影肢の発生に付随する過去の生活経験である。「被切断者の前で喚起される諸々の思い出は、幻影肢の原因となるが、それは連合理論において、あるイメージが別のイメージ呼び起こすということではなく、どんな思い出も〈失われた時〉を再度開き、それが喚起する状況を捉え直すようにわれわれを誘うからである」(PhP, 101/154)。幻影という形で発生する腕と被切断者が持つ過去の生活経験は、極めて密接に結び付いている。

引用によると、幻影として被切断者が見ている腕のイメージは、過去の経験から引き出されるのではない。むしろ、過去の経験（「失われた時」）が一つの「状況」を喚起し、被切断者の意識は、そうした状況へ惹きつけられる。ある過去のイメージ（切断の瞬間）から別のイメージ（幻影の四肢）が生まれるような形で、幻影肢が発生するのではない。被切断者の意識が、過去の出来事の喚起する場（「状況」）に触発されることで、その行動は、現在と過去の局面を混同する。こうした時間的な秩序の瓦解が、幻影肢を生み出すのである。それでは、何が被切断者の意識を「失われた時」に惹きつけるのだろうか。過去に惹きつけられる意識の様相を説明するために、この文脈で、メルロ＝ポンティは「情緒」という概念を導入する。

同じように、情緒が世界内存在に再度定位されるなら、それが幻影肢の起源であることが理解される。情緒に囚われている事態とは、直面することはできないが、それでもそこから立ち去ることのできない状況に参加させられている状態のことである（PhP, 101-102/154）。

メルロ＝ポンティは、この箇所で、「情緒」が幻影肢患者の行動であり、その非知覚的な特徴が幻影肢の発生の起源であると説明している。四肢の一部分が切断されている以上、患者は切断前に遂行することができた行動を、原理的に反復することができない。この場合に、過去の経験は、文字通り「失われた時」であり、患者の現在の意識は、その時の経験に「直面することができない」。しかし、患者は「失われた時」が喚起する不可能な状況から「立ち去る」こともできない。メルロ＝ポンティがここで導入する「情緒」は、「失われた時」に引き込まれ、そこから立ち去ろうとしても立ち去ることの出来ない葛藤する意識の様態を表しているのである。

ところで、こうした意識の活動は、もはや知覚的な特徴を備えていない。メルロ＝ポンティは、この文脈においてサルトルの提示する「情緒」という概念が備える非知覚的な特徴に言及する。

失敗を受け入れ引き返すよりも、むしろこうした実存的な袋小路のなかで、主体は自分の道を阻む客観的な世界を粉々にし、魔術的な行為の中で、ある象徴的な満足を探し出す。客観的な世界の崩壊、正しい活動の断念、自閉への逃避は、患者の幻想もまた現実の閉塞した状態を想定している点において、患者が体験する幻想にとって好都合な条件である（PhP, 102/154-155）。

この引用における「魔術的な行為」の出典は、サルトルの『情緒論粗描』である（PhP, 102, n.

1/159）。サルトルが説明するには、「〔情緒の水準における〕意識は、自分を取り巻く世界に情動的な意味を投射するにとどまらない。この意識は、自分が構成したばかりの新たな世界を生きている」（Sartre 1938, 53）。新たに構成された「世界」は「魔術的な世界」（*ibid.*）であり、意識はこの世界に「自らの位相を下げることによって殺到する」（*ibid.*）。自分が構成したはずの世界に、今度は、自分が引きずり込まれる（「殺到する」）ことになる以上、主体の意識と世界はもはや「距離を持たず」（*ibid.*）、その活動は極めて「受動的」（Sartre 1938, 59）なものとなる。[31]

　メルロ＝ポンティの議論に戻ろう。彼が注目するのは、「情緒」に囚われた人間が行使する「魔術的な行為」である。この行為は、メルロ＝ポンティが説明するには、「客観的な世界」と「実在」の外部で生じる。被切断者の行動から、このことを説明すると次のようになる。患者は四肢の一部（例えば腕）を喪失している。しかし、彼は切断された腕が自分の身体に備わっていた時代と、そこで習慣的に行っていた行動を諦めることができない。この時に、患者は、葛藤の状態を逃れるためにも、腕があたかも自分の身体の一部であるかのように振舞う。客観的に実在しない腕が存在するかのように患者は行動している以上、患者は腕が存在しないという客観的な状況（「客観的な世界」）を無視している。この時に、行動の位相は知覚に立脚した行為から魔術的な行為に変換される。つ

（31）　フィリップ・カベスタンが適切に説明しているように、この時の私の意識は、目の前の対象を認識ではなく、ある種の「信仰」を媒介に把握しており、その対象が備える「特徴」や性質を無視した状態にある（Cf. Cabestan 2004, 152）。

まり、患者は、原理的に回帰することのできない過去の時制（腕が身体の一部であった時代）に従って行動しており、「現実」の世界から逃避しているのである。

この時に、彼の行動は、誰の眼から見ても成就されていない。それは、しかし、彼の心のなかでだけ、疑似的に遂行されている。これにより、彼は、存在しない腕に痛みを覚えつつも、行動上である一定の満足を覚える（「象徴的な満足」）。サルトルの情緒理論に特有の魔術的な行為は、このように、メルロ＝ポンティが幻影肢の発生と構造を考察する上で、重要な役割を担っていたのである。

2-3 被切断者の時間性

幻影肢患者の活動が知覚から魔術的な行為に移行するのと同時に、その意識が属する時間も位相を変える。『知覚の現象学』の時間性に関する分析のなかで、メルロ＝ポンティは、知覚的な生活に立脚した現象学的な時間を次のように説明している。「より遠い過去もまた自らの時間的な秩序を備え、私の現在との関連において時間的な位置を備えている。しかし、このことは、その過去がそれ自体現在であり、『ふさわしい時期に』私の生をよぎっており、今にいたるまで続いていた限りにおいてである」（PhP, 475/314 [2]）。現在から過去に移行する時間的な現象において、過去の経験は「私の現在」と意識の内部でしっかりと結び付いている。フッサールの用語で説明するなら、過去に知覚された経験は、色あせてゆくものの、現在の私の意識の内部で「把持」（PhP, 476/314 [2]）される。現在、過去、未来の各経験は「私の生」の内部で一貫してつながっている。つまり、人間は、過去、現在、未来を別々に経験するのではなく、三者の「連続的な移行」(PhP. 478/317 [2]) のなかで、物を見たり触れたりしているのである。知覚的な生活に立脚した主体と時間の各局面は、このように、整合的かつ連続的な関係を築く。

これに対して、幻影肢のような病的現象に際して、時間の特徴は大きく変化する。「反対に、この過去は、われわれの本当の現在で在り続ける過去である。それは、われわれの実際の現在にとどまり、われわれから離れず、われわれのまなざしを前にして整理されるのではなく、われわれのまなざしの背後に隠れている」(PhP. 98/150)。知覚行為に立脚した生活において、過去の経験は、今の私の意識のなかに保存(把持)され、現在における私の意識と保存された過去の経験は、整合的な関係を築く。これに対して、被切断者の行動において、過去の経験は現在に固着し続ける。被切断者の経験は、現在から過去に沈み、意識の内部に保存(把持)されるというプロセスを正確に踏んでいないのである。

メルロ＝ポンティがさらに説明するには、確かに、被切断者を取り巻く世界の時間は流れている。「非人称的な水準における時間は流れている」(PhP. 98/150)。しかし、現在という時制における彼の行動は、過去の経験(切断と腕の不在)を過去のものとして受け入れていないので、「人称的な時間は締め付けられている」(*ibid.*)。被切断者の周囲の世界で時間は流れているものの、彼の内部において、過去は過去として消化されていない。彼の内部の時間の流れは、その周囲の時間の流れと齟齬をきたしている。こうした時間構造の歪みにより、患者の時間の流れは硬直する。ゆえに、「幻影の腕は抑圧された経験のように旧い現在のことであり、この旧い現在は過去となることを躊躇している」(PhP. 101/154) とメルロ＝ポンティは言う。幻影肢患者の行動のなかで、時間は流れを停止しているのである。

行動の構造の知覚から想像(「魔術的な行為」)への変換と時間的な構造の変容——この二点によって、『知覚の現象学』のメルロ＝ポンティは幻影肢現象を説明している。つまり、この現象は、知覚的な生活から逸脱した経験を垣間見させるのである。

3 『弁証法の冒険』における魔術的な行為の位相

3-1 サルトルの政治思想

『弁証法の冒険』のなかでも、メルロ＝ポンティは、「情緒」に代表される知覚を逸脱した行動とその特徴(魔術的な行為、象徴的な満足、時間性の破綻)に言及している。彼は、サルトルの情緒理論を参照するが、その受容の態度は『知覚の現象学』の時期と大きく異なる。とりわけ「サルトルとウルトラ・ボリシェヴィズム」と題された章の第三節で、メルロ＝ポンティは、「情緒」とそれに付随する魔術的な作用(現実からの逃避)、さらにはその作用に含まれる病理的な兆候(「眩暈」、「痙攣」、「狂気」、「魔術」)に言及している(AD, 185/178 ; 189/185 ; 190/186 ; 211/208 ; 214/211 *et passim*)。メルロ＝ポンティによる情緒理論の言及は、サルトルへの賛同ではなく、その政治哲学を批判するための装置として機能しているのである。

「サルトルとウルトラ・ボリシェヴィズム」におけるメルロ＝ポンティの批判は、「共産主義者と平和」と題されたサルトルの論文に向けられている。一九五二年五月、リッジウェイが欧州軍統合司令官としてパリに赴任した。これに抗議して、フランス共産党は非合法のデモを行う。その結果、党書記長代理のジャック・デュクロが逮捕された。六月四日、この逮捕に抗議すべく、共産党は大規模なゼネ・ストを企図した。ところが、参加した労働者は全体の二パーセントに過ぎず、失敗に終わった。保守系新聞『フィガロ』紙の編集長を務めていたガブリエル・ロビネは、労働者たちが党を見放した事実を強調することで、反共産主義キャンペーンを行った（Sartre 1954, 88/73）。こうした反共産主義的な風潮を批判するために、サルトルは「共産主義者と平和」を執筆し、そこで労働者と党の団結を主張した。

サルトルによると、労働者に代表される「プロレタリア階級は、自らの日々の活動によって自らを作り出す。この階級は、つまり、行為においてのみ存在し、行為であり、もし行動するのをやめれば、解体される」（Sartre 1954, 207/166）。このように、サルトルはプロレタリアの自発的な行動を評価している。他方で、サルトルは、プロレタリア階級の疲弊した状況も同じく指摘している。「彼〔労働者〕は、ブルジョアの諸力により粉砕され、自己が無能力である感情に打ちひしがれているのだから、さきほどまであなたがた〔反共産主義者たち〕が彼に求めていたこの自発性の萌芽を、彼はどこに見つけることができるのだろうか」（Sartre 1954, 246/199）。「疲労」、「空腹」（Sartre 1954, 247/199）のような物質上の窮乏は、プロレタリア階級の自発的な活動に対して、ある種の閉塞状態を生み出す。これがプロレタリア階級の「士気喪失」（Sartre 1954, 188/151）の原因となっていることを、サルトルは主張している。

この文脈において、サルトルは、自発性を失った労働者たちを活性化する組織の必要性を提唱する。「要するに、実践が、純粋かつ単純に、受肉化したものであるような一つの組織が必要となる。〔…〕目下のところ、労働組合であろうとなかろうと、重要なのは、諸々の任務を理解し、実行し、まとめ、割り当てる組織――それが革命的な労働組合であるにせよ、党であるにせよ、あるいはその両方であるにせよ――だけが、状況の必然性そのものによって、一つの権威として考えられることである。そういう組織は、労働者の自発性の心地よい産物であるどころか、定言命法のように各個人に課せられているのである」(Sartre 1954, 247/199)。サルトルが主張するには、労働者の自発的(この文脈では「実践的」)な活動はある一定の組織化を必要とする。とりわけ、労働者が疲弊し、士気を喪失した状況において、労働者の側からの自発的な行動を期待するのは不可能である。したがって、行動の規範や当為(「定言命法」)として機能する党の存在が必要不可欠となることをサルトルは主張する。党という組織なしには、労働者は階級として成立しない[32]。サルトルは、ゆえに、「労働者階級は、自分を否認することなしに、〔党の指導者である〕デュクロを否認することができないのは、明瞭なことに思われる」(Sartre 1954, 176/142)と言う。このように、「共産主義者と平和」において、サルトルは党と階級に属する労働者の極めて直接的な結び付きを主張するのである。

3-2 メルロ=ポンティのサルトル批判

メルロ=ポンティのサルトル批判は、要約すると、次の二点である。

(1) サルトルが党と階級の直接的な関係を主張することに、メルロ=ポンティは厳しい批判を加えている。「行動は、〈党〉よりも前に存在していた者からは出てこなかったのであり、〈党〉の生活のなかに位置づけられている」(AD, 156/151)とメルロ＝ポンティは指摘する。仮に、労働者階級が党に反抗し、その外部で活動を展開するならば、「労働者は、プロレタリアとして失格の烙印を押される」(AD, 157/151)。また「大衆が〈党〉を乗り越える事態は、大衆がまず〈党〉によって形作られ、組織化されていることを想定している。〈党〉から逸脱する動きは、あくまで〈党〉に由来する」(AD, 157/151-152)。組織が一貫して制度化と組織化の役割を担い、その枠組みのなかでだけ、プロレタリア階級は行動(「組織化」あるいは「逸脱」)することができる。このように労働者階級の活動を、党という組織に直接的に結び付けるサルトルの政治思想に対して、メルロ＝ポンティは厳しい批判を加えているのである。

(2) ところで、メルロ＝ポンティが指摘するには、サルトルは、プロレタリア階級を党に従属させるために、両者の結びつきを主張しているのではない。むしろ、サルトルは、前者の政治的な行動の自由を実現するための手段として、後者の存在を主張している。[33] この場合にも、サルトルの政治思想には矛盾が生まれる。なぜなら、サルトルの主張に従うなら、党という組織が、今度は、

---

(32) 「『大衆』を共産党に対する集合的な否認に引き入れるためには、まさしく共産主義的な『党』それ自体があらねばならなかったのである」(Sartre 1954, 210/169)。

(33) 主体の活動が備える自由と組織の等価性をメルロ＝ポンティは次のように指摘している。「党の絶対的な権力は、力ずくで世界に同化させられた超越論的な主体の純粋性である」(AD, 199/194)。

実在することのない、自由な意識の集合によって創造された組織（サルトルの用語で「実践的な活動が純粋に受肉化したものであるような一つの組織」）になるからである。こうした自由な集合体の理論的な矛盾を、メルロ＝ポンティは次のように指摘している。

全てが自由に由来するなら、また労働者たちは〈党〉を創造した以前には何者でもなく、プロレタリアですらないなら、〈党〉は与えられた何物にも立脚しておらず、彼らに共通する歴史にも立脚していない。プロレタリアたちの党（parti）は存在しないだろう。もし存在するとしても、それはプロレタリアたちの連続創造であり、彼らの非存在の標章なのだろう（AD, 152-153/148）。

サルトルが主張する大文字の「党（Parti）」――労働者たちを「まとめ」、組織する党――は、あくまで労働者の自由な意識の集合である。そしてこの種の「非存在」（AD, 153/148）の集合体は、現実的に存在しえない組織であり、実質的な力を持たない。メルロ＝ポンティは、サルトルが語る党が想像上の組織に過ぎないと考えているのである。

3-3　情緒および魔術的な行為の導入

一つ目の批判のなかで、メルロ＝ポンティは、情緒とそれに付随する魔術的な行為に、次のように言及する。

ゆえに実践とは、彼〔サルトル〕に従うなら、眩暈を起こすような自由（vertigineuse liberté）のことであり、われわれがどんなことも行い、またわれわれにどんなことも行わせようとする魔術的な力（pouvoir magique）のことである（AD, 185/181-182）。

メルロ゠ポンティが指摘するには、サルトルが主張する政治的な「実践」は、一種の「魔術的な力」の行使である。この水準において、人間は、実在と想像をもはや区別せずに行動する。ゆえに、その活動は、「眩暈」を起こした状態にある。この時に、政治主体は、「定義上、自分がそうでありえると考えているもの（ce qu'il pense être）」（*ibid.*）として振る舞う。これにより、自分の現実の立場と理想（「自分がそうでありえると考えているもの」）の間の距離や差異が解消される（メルロ゠ポンティの表現で「ゼロ距離」*ibid.*）。

この自由な主体は、もちろん、時間的な特徴を備えていない。「サルトルとウルトラ・ボルシェヴィズム」第三節の二ページにわたる註で、メルロ゠ポンティは、サルトルとフッサールが提示する主体の哲学の相違に言及しながら、このことを説明している。「彼〔フッサール〕が根源的な事実として提示したのは、構成する主体が、時間流に組み込まれていることである」（AD, 192, n. 1/196）と、まず、フッサールの「構成する主体」という概念が評価される。現象学的な主体の活動は、本質的に、時間の流れのなかで生成する。仮に、主体がこの流れから逸脱したとすると、その「意識は、すでにできあがった意味の世界を再度見出すことはない」（AD, 193, n. 1/196）。時間性は、主体が事象の意味（「意味の宇宙」）を理解する上で、必要条件となるわけである。ここから、メルロ゠ポンティは、時間性こそサルトルとフッサールを分ける大きな相違であると指摘する。〔フッサールとサルトルの〕違い――それは途方もない違いだが――は、次の通りである。フッサールは、こうした実践〔サルトル的な意味における創造する意識の実践活動〕のなかに、決定的な問題をなお見て取っていることである。つまり、この種の実践は、いくら構築しても無駄であり、それは、自分よりも前にすでに真実であるものを、明白にしようと意識しているということである（*ibid.*）。

メルロ゠ポンティが指摘するには、自由な人間といえども、かつて経験した事柄（「すでに真実であるもの」）を切り離して、行動することはできない。これに対して、サルトルの主張する自由な主体にとって、「意識という真理以外に真理は存在せず」（*ibid.*）、その活動において、「為すことが根拠なしに第一次的である」、とメルロ゠ポンティは指摘する。(34) サルトルの主張する、自由な政治主体は、時間的な根拠を持たず、無限に構成を遂行する主体であり、こうした根拠のない自由な活動をメルロ゠ポンティは批判しているのである。「魔術的な力」に囚われた政治主体は、自由のなかで「眩暈」を起こし、時間的な枠組みを逸脱した主体であることが理解される。

3-4 想像への偏向

さらに後の箇所（AD, 207-221/204-218）でも、メルロ゠ポンティは情緒と魔術的な行為に言及している。彼は、この文脈において、党と活動家および大衆の関係を論じつつ、サルトルを批判している。これは、前に見た第二の批判（〈党〉＝想像上の存在）に対応する。すでに見たように、サルトルはプロレタリアが本質的に自由な主体であり、こうした非存在（自由な意識）の集合が、党というグループを創造すると主張する。現実に存在しない想像上の主体が、同じような主体とともに、想像上のグループ（「〈党〉」）を組織する。この極めて矛盾したサルトルの政治理論のなかでは、党、活動家、大衆の個々の役割も不明瞭となる。

プロレタリアと活動家たち、活動家とその指導者たちの間の、文字通りの同一視があるわけなのだ。つまり活動家たちはプロレタリアの内部で生活し、活動家は指導者たちの内部で生活しているのである（AD, 210/207）。

メルロ＝ポンティの指摘によると、サルトルの政治思想において、三者（プロレタリア、活動家、指導者（党））の役割は完全に同一化されており、それぞれの相違を媒介する契機は存在しない。「活動家たちの信仰心によってのみ、指導者は指導者である以上、誰が指揮するのか。活動家自身

（34）　サルトルの自由の哲学における対自的な意識の優位をメルロ＝ポンティは次のように指摘している。「真理が存在するなら、それは意識のきらめきとともに到来するだろうし、そうした意識は、私本人と他の者たちを了解可能であるような唯一の様相、対自存在という様相において存在せしめる」（AD, 197-198/193）。

が指導者の力を作り出した以上、誰が服従するのか」(AD, 211/208)。このように、政治的活動のなかで三者が担うべき役割は区別されなくなる。この文脈で、メルロ=ポンティは情緒と魔術的な行為を引き合いに出す。

活動家と指導者たちが、一つの行動によって、またある確かな政治的内容によって、結び付いていないとするなら、残されるのは、もはや絶対的な存在が差し向かう状態だけである。つまり、サド・マゾヒズム、あるいはもしお好みなら、サルトルがかつて魔術的ないし情緒的な行動(action magique ou émotionnelle)と呼んでいたものだけが残される。そうした行動は、自分の目的に一直線に飛びつく行動あるいは魔法使いから一切を期待するような行動である(*ibid.*)。

党、活動家、労働者の関係を媒介する契機(「政治的内容」)が存在しない場合、三者はそれぞれが並立して存在するだけであり、交流は存在しない。こうした並存をメルロ=ポンティは「絶対的な存在が差し向かう状態」と呼ぶ。

コミュニケーションが原理的に成立しえない並存状態に何らかの媒介を導入するなら、その時に媒介として機能する活動は、メルロ=ポンティが指摘するには、「魔術的ないし情緒的な行動」だけである。この特殊な「行動」は、異なる政治的な立場(党、活動家、労働者)を、それぞれの差異や性質を考慮に入れず、直線的に(「一直線に」)纏め上げる。

この時に、政治機構内部における各役割(党、活動家、労働者)は、区別されていない(「同一視」)。

したがって、この水準の政治的な「行動」には、「段階（degré）」（*ibid.*）も「行程（chemin）」（*ibid.*）も存在しない。例えば、共産党の政治的活動の目標が「所与の社会」（*ibid.*）から「革命的な社会」（*ibid.*）への移行であるとしても、各ポスト（党、活動家、労働者）が果たす役割、さらにはその程度（「段階」、「行程」）のすべてが、「魔術的ないし情緒的な行動」のなかに消失してしまうのである。その結果として、「共産主義は、想像的な存在の側に移り、それは各人格の眩暈を引き起こすような差し向かいの極限例、制度となった想像的なもの（l'imaginaire devenu institution）、あるいは神話である」（AD, 211-212/208）とメルロ＝ポンティは言う。「情緒」と「魔術的な行動」において、政治機構とその内部における活動は、知覚から想像（「想像的なもの」）に変換される。これにともない、一切の政治的実践は、具体性を失い「神話」となる。

このように、メルロ＝ポンティは、サルトルの発案した「情緒」という概念を使用しながら、想像に傾くサルトルの政治思想を批判している。そうであるからこそ、彼は、サルトルの政治哲学を「方法的神話学」（AD, 200/197）と呼ぶ。サルトルの哲学は、主体と客体（あるいは対自意識と即自存在）の二元論を乗り越えていないと、よく批判される。しかし、これまでの議論を見ると、メルロ＝ポンティの批判は、この種の月並みなサルトル批判と一線を画することは明らかである。メルロ＝ポンティは、サルトルの政治思想における、個人（労働者、活動家）と集団（党）の間の媒介の不在を批判するだけではない。彼は、原理的に媒介も交流の可能性もない、二つの事柄（労働者と党組織）の間を魔法でも使ったかのように乗り越えてしまう、サルトルの政治哲学（自由で、そもそも存在しない（「非‐存在」）労働者と、想像の組織としての「党」）とその病理性を批判しているのである。

最後に、メルロ゠ポンティがサルトル批判から引き出した、政治の病理学を要約してみたい。政治的な活動が情緒と魔術的な行為によって特徴づけられることで、主体の活動は思考と実在の間の距離を解消し、完全に自由な活動（「眩暈を起こすような自由」）となる。同時に、主体の活動は、時間の流れから逸脱し、行為を無限に遂行してゆく。最後に、政治的な活動のなかで、各人が果たす役割（党、活動家、労働者）とその程度（「段階」、「行程」）が、想像の世界（「神話」）のなかに回収される。

すでに見たように、『知覚の現象学』におけるメルロ゠ポンティは、幻影肢に苦しむ患者の行動が情緒に囚われており、この水準における行動（「魔術的な行為」）は、知覚を逸脱した生活（想像への傾倒と時間性の破綻）によって特徴づけられると述べていた。このことを思い出してみると、メルロ゠ポンティのサルトル政治思想の批判は、知覚に立脚した生活を逸脱した現象（情緒）の記述という点において、その幻影肢論に合流する。端的に言うなら、メルロ゠ポンティは、サルトルの情緒理論を援用しつつ、『共産主義者と平和』におけるサルトルの政治思想を、幻影肢患者の逃避や魔術にも似た行動（「魔術的な行為」）と同質のものと切り捨てているのである。

これまで見てきたメルロ゠ポンティの政治病理論は、『弁証法の冒険』の議論と決して矛盾しないことを記しておきたい。この著作の「序文」で、メルロ゠ポンティは、哲学者・アランの政治理論に倣い、「理性の政治」と「悟性の政治」を区別している。前者は理想を基に動く政治であり、後者は現実の状況を基に動く政治である[35]（Alain Œuvres I, 1138）。メルロ゠ポンティは、後者を評価する。しかし評価は無条件ではない。「悟性の政治家といえども、出来事だけに基づいて判断を下すことはできない。彼の下す決定がそれ自身では正しいとしても、明日は、その決定がもたらす結果のせいで、認められた価値を危険にさらすにちがいない」（AD, 10–11/3）。メルロ＝ポンティが主張するには、明晰な悟性能力に立脚した政治主体の現在における判断といえども、未来における誤謬の可能性を必然的に内包している。ゆえに、適切に見える政治的な判断は、判断した人間が予期できない形で、想像に傾く。そして、「認められた価値」は、政治主体の意図に反して、「神話」へと変質する。(36) 政治的な主体に備わる悟性能力は、本質的に、「諸々の困難」（AD, 13/6）を避けることができないのである。

想像に傾くサルトルの政治思想は、このように、政治的主体に備わる悟性能力が抱える問題の一端に属するのである。『弁証法の冒険』は、周知のように、『ヒューマニズムとテロル』にならぶ、メルロ＝ポンティの代表的な政治哲学論であるが、この著作は諸家（ヴェーバー、ルカーチ、レーニン、トロツキー、サルトル）の提唱する「弁証法」への批判だけを企図しているわけではない。知覚的な生活の逸脱と想像への傾倒という病理学的な争点も、この著作には含まれているのである。そ

---

(35) この区別に関しては、加賀野井秀一が明確に説明している（加賀野井 2009, 167–168）。

(36) メルロ＝ポンティは想像への傾倒という視点から政治を批判する。これに対して、ミルチャ・エリアーデとコルネリウス・カストリアディスの試論は、非知覚的な現象（空想、イメージ、シンボル）の介在とその必然性を主張している（Cf. Eliade 1952, 20–21. ; Castoriadis 1975, 214–215）。

して、この点においてこそ、メルロ＝ポンティの病理論が、政治哲学の議論に反映されている事実を確認できるのである。

第二部まとめ

この第二部では、メルロ＝ポンティの幻影肢現象へのアプローチを考察した。シュナイダーの症例と同じく、ここでも、本書が最初に示した三つの方針が的確に打ち出されている。被切断者の行動を分析することで、『知覚の現象学』のメルロ＝ポンティは、変容した身体図式、時間性の破綻を指摘した（〈方針1〉）。

幻影肢患者の行動分析は、メルロ＝ポンティにとって、現象学的な意味における「身体」と「時間」を導出する契機となっている（〈方針3〉）。身体に関して説明するなら、現象学的な身体に立脚した行動は、図式化された行動である。行動の各部分が、ある一定の図式のなかに統合されていることにより、現象学的な主体は、行動の各局面を分解しなくとも、それを自然に達成することができる。時間に関して説明するなら、現象学的な主体の行動は、過去の経験の保存（「過去把持」）と未来の経験の予見（「未来予持」）と共に生成する。この種の現象学的な「身体」と「時間」は、健常な生活のなかでは、ほとんど意識されることがないはずである。疾病（ここでは、幻影肢）における患者の行動を、生理学的な視点（四肢の切断）ではなく、人間学的な視点から検討し直すことで、現象学的な意味での身体と時間こそが、健常時の生活を支えていた事実が明らかとなる。メルロ＝

ポンティは、幻影肢患者の行動を分析することで、現象学の諸概念の存在証明を行っていることが確認される。

さらに、ここで注目されるのは、メルロ＝ポンティが、サルトルの情緒理論（「魔術的な行為」、「象徴的な満足」）を、幻影肢の議論の補助線に使用していることである。一九五〇年代になると、メルロ＝ポンティは、幻影肢を分析する際に積極的に援用したサルトルの情緒理論を、当のサルトルの政治思想を批判する装置として使用する。彼は、過度に自由な政治主体を主張するサルトルの政治理論のなかに、病的な兆候を読み取っている。健全で、自由な主体の活動は、極限まで推し進められると、幻影肢患者の行動と同じ程度に、病的となるのである。この点において、メルロ＝ポンティは、病的な現象の分析から、健常な人間の判断能力に議論を延長していることが確認される。言い換えるなら、彼は、本書が最初に示した〈方針2〉（病の分析は、健全な生活を考え直す機会を提供する）を、提示しているのである。

第三部　精神分析・精神病理学・文学

『知覚の現象学』の第一部で、メルロ＝ポンティは幻影肢と高次脳機能障害を論じている。ところが、第一部も後半にさしかかると、彼は、シュナイダーの症例分析と並行して、精神病理学の症例や精神分析の性理論を論じるようになる。『知覚の現象学』第一部第五章で、メルロ＝ポンティは、シュナイダーの性機能の障害を論じている。ところが、彼は、この症例をフロイトの性理論を批判するために援用し、当該の章の後半では、ビンスヴァンガーによる失声女性の現存在分析を専ら議論するようになる（本書の第三部第一章）。さらに、『知覚の現象学』第二部第二章に入ると、彼は、症例シュナイダーの分析を離れ、ドイツの精神科医のフランツ・フィッシャーが行った精神分裂病患者の空間分析とミンコフスキーの分裂病解釈を分析し始める（第三部第二章）。

『知覚の現象学』以後も、メルロ＝ポンティは、シュナイダーの症例と並行して、他のさまざまな症例を分析する。『受動性』と題された一九五四―五五年度の木曜講義がある。この講義のなかで、メルロ＝ポンティは、一八九九年にフロイトが治療にあたったドーラの症例（ヒステリー）を、現象学の視点から解釈している（第三部第三章）。さらに、一九六〇―六一年度の木曜講義（「デカルト的な存在論と今日の存在論」）では、当時、ヌーヴォー・ロマンの台頭とともに注目され始めたクロード・シモンの文学作品と、そのなかの精神分裂病ないし人格障害を彷彿とさせる登場人物（シモン『風』の主人公モンテス）の奇怪な行動が分析されている（第三部第四章）。メルロ＝ポンティの病理論を考える上で、症例シュナイダーと幻影肢を考察するだけでは十分ではない。彼の病理論には、二つの症例分析とは別の水脈が存在するのである。

精神病理学や精神分析が扱う症例は、一般的には、精神疾患（神経症、躁鬱、分裂病、パラノイア、等々）である。疾病分類学の観点から見れば一目瞭然であるが、これらの疾患から生まれる症状は、シュナイダーの行動障害とは質的に大きく異なる。実際に、メルロ＝ポンティが、精神病理学や精神分析のコーパス（さらにはシモンの作品）から引き出す結論は、シュナイダーの症例と幻影肢現象から引き出された結論と大きく異なる。簡単に説明するなら、メルロ＝ポンティは、各患者の行動の構造を導出し（〈方針1〉）、現象学の諸概念の存在証明を行うだけではない（〈方針3〉）。これらの方針を超えて、彼は、抽出された構造を糸口にして、現象学の既存の諸概念そのものを更新しようとする。これから始まる第三部では、これらのコーパスのそれぞれとメルロ＝ポンティの議論を検討することで、彼の病的現象へのアプローチを考察してみたい。まずは、『知覚の現象学』における性理論の章を検討し、症例シュナイダーから精神病理学への移行を見てみよう。

第一章　性・失声・身体――症例シュナイダーから失声現象へ

1　現象学と性

『知覚の現象学』（一九四五年）のなかに「性的な存在としての身体」（PhP, 180-202/265-285）と題された章がある。シュナイダーの失語と失認を一通り論じた後、この章のメルロ＝ポンティは、性的な場面における人間の身体とその実存構造を分析し始める。

周知のように、精神分析の創始者ジークムント・フロイトは、性およびそこから生まれる衝動が、青年期以後の生活に限定された特殊な活動ではなく、幼児期にすでに存在する根源的な活動であることを主張している(37)。フロイトは、性的な衝動のなかで、有機体が対象を求めるエネルギーを「リビドー」と呼ぶ。このエネルギーは、最初は、自己の保存に向けられ、次いで、その一部分が外部世界の対象に向かう(38)。幼児期にこのような形で生まれたエネルギーは、発達を通じて意識下に抑圧され、神経症の病因を構成する。この病因が、個々人によって程度の差こそあるものの、幼児期以後の人間と外部世界の関係を粗描する。この意味において、性は、フロイトにとって、生殖を媒介とした異性との交渉にとどまらず、人間の諸活動のなかでも最も根源的な活動なのである。

メルロ＝ポンティは、フロイトの性理論を念頭に置きつつ、当該の章で議論を展開している。彼は、フロイトの性理論のなかでも、リビドーの水準で形成される主体と外部世界の関係、そしてこの水準における身体の役割を重要視する。主体と外部世界の関係を議論する上で参照されるのが、ゴルトシュタイン学派のユリウス・シュタインフェルトが作成したシュナイダーの性生活に関する記録である。かたや、身体の機能を明確にする上で、メルロ＝ポンティは、失声に陥った女性の行動を現存在分析という視点から分析したビンスヴァンガーの論考に注目する。

このように、メルロ＝ポンティは、性的な場面で生まれる主体と外部世界との関係、さらには、身体の機能に注目している。本論で詳しく見るが、「性的存在としての身体」の議論が進むにつれて、性は人間の諸活動の中心を離れ、これらの活動を取り巻く「雰囲気」として定義される。そして、性のなかで作動する「身体」の機能が、最終的に、考察の中心に据えられる。「性的存在としての身体」に関しては、すでに数多くの優れた先行研究が存在する。これらの先行研究はメルロ＝ポンティのフロイトに対する立場――現象学の精神分析に対する立場――を重点的に論じている。[39]他方で、メルロ＝ポンティが、どのような視点から、性を脱中心化させ、身体を考察の中心に定位したかという問題に関しては、未だに十分な研究が行われていない。この問題の解明が本章の目的である。この課題を遂行した後、結論で、メルロ＝ポンティがこれらの症例を援用する意義を考察する。

2　性の脱中心化

2-1　シュナイダーの性生活

人間の性的機能を考察する上で、メルロ＝ポンティは、シュタインフェルトの「性的機能の分析

（37）　とりわけ、おしゃぶりの例（「性理論のための三篇」）から、フロイトは幼児期における性的な欲望の発生を指摘している。「精神分析研究によって洞察を深めたさまざまな現象を関連づけて考えると、おしゃぶりは性欲の現れの一つであり、まさにおしゃぶりを通じて、幼児の性的活動の本質的特徴というものを研究することができる」（GW-V, 81/231）。

（38）　「ナルシシズムの導入にむけて」において、フロイトは、リビドーの備給を、自我面と対象面に分けている。「われわれはこうして、自我への根源的なリビドー備給という考え方を形成することになる。その一部はあとから対象へと引き渡されるものの、自我へのこの根源的なリビドー備給は結局のところ自我のもとに留まったままであり、対象備給とのあいだに、原生動物の身体とそれが送り出す偽足とのあいだにあるような関係をもつ」（GW-X, 140-141/120）。

（39）　近年の最も優れた研究はエティエンヌ・バンブネの試論（Bimbenet 2004, 116-126）である。この試論は、『知覚の現象学』におけるメルロ＝ポンティの精神分析に対する立場を、『行動の構造』（一九四二年）との対比から明確に論じている。しかし、議論の比重は失声現象における患者の暗示症（pithiatisme）に傾けられており、本稿が提起する問題（性の脱中心化）は十分に論じられていない。

のための寄稿論文」と題された論文を参照している。この論文のなかで、シュタインフェルトはシュナイダーの性生活を、患者の証言に沿って論じている。シュナイダーは、第一次世界大戦中の東部戦線で、地雷により後頭部を負傷した。傷が癒合した後に、損傷部分からは帰納されない、様々な行動障害を彼は経験することになる（Goldstein 1931, 263–281 ; 196–201）。例えば、彼は、他人から命令された極めて単純な身体運動は遂行できないが、生活のなかで習慣化されている運動ならば、労働のような高次の運動も遂行できる（Goldstein 1931, 269–270）。

この種の行動障害は、彼の性生活においても顕著である。シュタインフェルトが伝えるには、シュナイダーの性的機能そのものは破壊されていない。性的な興奮、ペニスの勃起、性的交渉の遂行、射精および夢精は、外部から長時間にわたり強度の刺激が与えられるという条件で、彼の生活で維持されている（Steinfeld 1927, 176–177）。ところが、シュナイダーは、性的機能が作動するプロセスに顕著な障害を抱えている。このことは、次の証言から明らかである。


［シュタインフェルト］抱擁はどんなことを意味しますか。

［シュナイダー］女性〔という物体〕に自分の腕を巻きつけることです。

［シュタインフェルト］あなたは何を感じますか。

［シュナイダー］ある物体（Körper）が、どうやら私の傍らにあるのだと感じます。

［シュタインフェルト］その時、あなたは何を思っていますか。

［シュナイダー］どうして刺激が起きないのか、もっと早く、長時間、刺激が起こればいいのに

と思っています（Steinfeld 1927, 176）。

異性がシュナイダーに触れると、彼は最小限の興奮を体感する。反対に、彼の方から女性という存在を意識する場合に、この種の能動的な作業は、いかなる性的興奮も引き起こさない。腕のなかにいる女性は、シュナイダーにとって、近くにある一つの「物体」、もしくは自分の身体にまとわりつく対象の域を出ない。さらに、そこで知覚される対象は、異性の「衣服」、「髪」、「胸」（Steinfeld 1927, 175）、等々にとどまる。

異性との親密な接触も、シュナイダーの性的欲望を高めることはない。シュタインフェルトはこの種の行動障害を、性的不能と早急に結論づけるのではなく（Steinfeld 1927, 179）、諸感覚の統合度の問題から考察している。

ところが、われわれが経験したのは、次のような事柄である。著しく強力な身体上の接触〔性感帯への刺激〕も、彼のなかでは、何か漠然としたものに対する曖昧な感情と知を刺激するだけである。この漠然としたものが、性的交渉の本質的な行為を始動させることはない（Steinfeld 1927, 180）。

性的な交渉の際に生じる刺激のそれぞれは、シュナイダーにとって「漠然としたもの」にとどまり、それ以上の感情を喚起しない。ここからシュタインフェルトは性的交渉が可能となる条件を提示する。つまり、性的な交渉は、刺激から生じた諸感覚が統合され、行為を促すような一つの「状況（Situation）」（Steinfeld 1927, 182）へと変換された時に可能となるのである。シュナイダーの性的行動の障害は、性的不能や、性欲の有無という事態から論じられるべき問題ではない。むしろ刺激から生まれた諸感覚が、欲望を生み出すような一つの「状況」に変換されない事態を表しているのである。

2-2 エロス知覚

『知覚の現象学』におけるメルロ＝ポンティは、「知覚」という行為からシュナイダーの行動障害を説明している。この文脈で問題となる「知覚」を、彼は「エロス知覚（perception érotique）」（PhP, 182/259 ; 183/260）と呼ぶ。

エロスないしリビドーが存在しなければならない。両者は元の世界を活性化し、外部からの刺激に、性的な価値ないし意味を与え、各々の主体のために、客観的な身体の使用方法を描き出す。シュナイダーにおいて変質したのは、まさにエロス知覚もしくは経験の構造そのものなのだ（PhP, 182/258-259）。

この説明によると、性的な行為を行う者は、最初に、外部からの刺激を体感し、対象を知覚する。この段階で問題となる知覚は「客観的（対象的）な知覚」（PhP, 182/259）である。「エロス知覚」

が発動するのは、客観的に知覚された対象に、「意味」や「価値」が生じる段階である。この段階において、確かに、人は対象を「知覚」している。しかし、この時の知覚行為は、「エロス」もしくは「リビドー」によって特徴づけられている。こうした特殊な力に導かれた知覚行為のなかで、人は、知覚した対象に、性的な「価値」および「意味」を付与する。そして、当該の対象に対する身体上での姿勢や態度（「身体の使用方法」）が形成され、性的行為にいたる。

このように、メルロ＝ポンティは、フロイトが言う意味での「リビドー」および「エロス」を重視している。ただし、両概念に対する彼の見解は、以下の二点において、フロイトの学説と大きく乖離している。

（1）まず、メルロ＝ポンティの「エロス知覚」に関する議論は、異性愛（シュナイダーと異性の性的交渉）を前提としており、欲望の同性愛的な側面も指摘するフロイトの議論とその射程を狭めている。(40)

（2）次に、エロスの考え方について両者の見解は異なる。フロイトは「快原理の彼岸」のなかで、二種類の欲動を提示している。一方は、「生の欲動」であり、もう一方は、「死の欲動」である。前者は自己保存の働きであり、後者は、個体が自らの生命を破壊しようとする、一種の退行現

(40) 例えば、フロイトは、ドーラの症例（ヒステリー）分析のなかで、ドーラが従姉妹の胃痙攣を模倣（同一化）する事態から、彼女が同性に向ける欲望を指摘している（Cf. GW-V, 241/99）。

象である。両者は「二元論的」な対立のなかにある（GW-XIII, 55/108）。エロスは、個体が外部からの破壊に対して自らの生命を維持しようとする働きを表している（GW-XIII, 57/110）。この自己保存の運動は、フロイトは必ずしも明示的に主張していないものの、今日の一般的な見解では、(41)「生の欲動」の側に属すると考えられている。メルロ＝ポンティは、知覚行為に「エロス」的な特徴を付与することで、知覚主体が、「生の欲動」という枠組みのなかで、知覚された対象に独自の「価値」や「意味」を付与する事態に注目している。他方で、彼は、「死の欲動」には言及しない。つまり、彼は、フロイトの二大欲動論の一部分だけを援用しつつ、性に関する議論を行っているのである。

2-3　イデオロギーの源泉としての性

それでは、「エロス知覚」という概念には、どのような意義があるのだろうか。メルロ＝ポンティによると、エロス知覚から生まれる「意味」や「価値」は、個人の「情動的」（PhP, 183/260）な生活だけではなく、「イデオロギー的」（*ibid.*）ないし「宗教」（PhP, 183/261）的な状況にも関わっている。つまり、エロス知覚による意味や価値の形成は、対人関係や対象関係における気分や情緒の発生だけではなく、政治思想（「イデオロギー」）の構築や宗教観念の成立にまで広がっているのである。このことは、シュナイダーの行動障害から明らかである。

シュナイダーは、一般的には、もはや情動的ないしイデオロギー的な状況のなかにいない。それと同様に、もはや性的な状況に自分を位置づけることもできない。彼にとって、人々の顔つきは、もはや共感をそそるものでも、反感を覚えるものでもない。〔…〕太陽や雨は、陽気なものでも、悲しいものでもない。気分は、要素的な器質上の機能だけに依拠しており、世界は、情動的な面では、中性的なものである。〔…〕彼は、政治や宗教について考えることができるようになりたいが、それをやってみようとはしない（PhP, 183/260–261）。

この説明を見てみると、シュナイダーの行為が「客観的な知覚」にとどまっていることは明らかである。確かに、シュナイダーの性的機能は、客観的には維持されている（Steinfeld 1927, 176–177）。彼は対面する女性の衣服、髪の質、等々を特定して、認識することができる。ところが、次の段階において、「エロス知覚」が発動されない。女性の華美な着衣、丹念に梳かれた髪、なまめかしいしぐさ、等々は、彼に対して、何の欲望も喚起せず、物質以上の価値を持たない。ゆえに、シュナイダーの意識と身体は、客観的な状況から「性的な状況」へと移ることができない。

このエロス知覚の機能不全は、一見すると性と関わりのないシュナイダーの他の行動にも影響を及ぼす。他人は表情（「共感」／「反感」）を持たず、天候は彼の気分（「陽気」／「悲しい」）を左右す

（41） ジャン・ラプランシュとジャン＝ベルトラン・ポンタリスの『精神分析用語辞典』を参照（Cf. Laplanche/Pontalis 1967, 372）。

ることがない。さらに、彼は政治や宗教にまつわる事柄から、自らに固有の考えを獲得することもできない。

このように、メルロ＝ポンティは、性とその衝動の根源的な側面（「生の欲動」と「死の欲動」）よりも、それが、主体の外部世界との関係に及ぼす様々な効果（気分の発生、政治イデオロギーの成立、宗教観念の構築、等々）に注目している。このことは、性が、現実の生活における諸活動の展開にとって、「生の根」（PhP. 184/261）として機能していることを意味している。メルロ＝ポンティは、「死の衝動」と「生の衝動」という区分よりも、エロスもしくは「生の衝動」が主体の現在の行動、さらには、その外部世界との関係にどのような形で分節されるかという問題に、関心を持っていたのである。

3　性と身体――失声の現象学的解釈

3-1　身体的態度としての性

それではいかなる理由から、メルロ＝ポンティは、「性」を敢えて主題として論じるのか。彼は精神分析を次のように定義しており、そのなかに彼が性を論じる理由を見つけることができる。

フロイトによる原則上の声明がどのようなものでありえたにしても、精神分析の探求は、実際のところ、性の下部構造のなかで人間を説明することにはならない。むしろ、意識上の関係や態度とかつては看做されていた諸々の関係や態度を、性のなかで発見し直すことになるのだ（*ibid.*）。

精神分析の目的は、性的行為や傾向のなかで示唆される人間同士の「関係」および身体上の姿勢や位置（「態度」）を抽出することにある、とメルロ＝ポンティは主張している。人間の「世界に対する在り方、時間および他の人間たちに対する在り方」（PhP, 185/262）を探求する上で、精神分析は有効な方法となるわけである。

こうした定義づけは、フロイトの性理論と齟齬をきたしている。最初に見たように、フロイトは、性が人間の諸活動のなかでも最も根源的な活動であると主張している。幼児期の性的な欲望は意識下に抑圧され、神経症の病因となる。そして、その病因を特定する作業が治療活動となる（GW-V, 139-140/304）。これに対して、「全ての神経症の起源には性的症状がある。ところが、これらの症状は、しっかりと読み解いてみるなら、征服的な態度にせよ、逃避的な態度にせよ、そっくり一つの態度を象徴化している」（PhP, 185/262）とメルロ＝ポンティは言う。性およびそこから生まれる欲望が抑圧され病因となるプロセスよりも、抑圧された性的欲望が、神経症という形で、人間の意識上に顕現する過程において、当の人間が他者および世界に対して身体上で表明する「態度」にメルロ＝ポンティは注目しているのである。

3-2　ビンスヴァンガーの失声患者

ここまで、メルロ＝ポンティは、フロイトの性理論を批判的に解釈し直しながら、シュナイダーの性の問題を論じていた。しかし、これ以後の議論で、彼は、シュナイダーの症例分析を打ち切り、ビンスヴァンガーが分析した失声現象に注目し始める。だが、患者と他者および外部世界との関係はここでも重視されている。そして、この間主観的な視点から、メルロ゠ポンティは、独自の身体論を提示するようになる。

ビンスヴァンガーに「精神療法について」という論考がある。この論考で、彼は、失声に陥った女性患者を分析している。彼女は、五歳の時に大きな地震を体験する。以後、不安に苛まれ、悪夢を繰り返し見る。一八歳の時に、今度は小規模の地震に遭い、パニックから失声状態に陥る。この時期、厳格な母親がボーイフレンドとの交際を禁止する。ビンスヴァンガーの患者になる二年前の二四歳の時、生理期間中に、頭痛、味覚喪失、吐き気をともなったしゃっくりの発作を起こす。続く生理期間中に、失声が彼女の生活に症状として定着する（Binswanger 1935, 118/191-192 ; PhP, 187/265-266）。彼女は自分の失声の深刻さに「うるわしき無関心[42]」（Binswanger 1935, 115/185）を示しており、症状はヒステリー性のものであるとビンスヴァンガーは指摘している。彼女の症状は、今日では、心の問題に端を発する身体症状、つまり「心身症」と診断されるだろう。

治療から数ヵ月後、失声は沈静化し始める。沈静化の要因は、彼女が母親に反抗し、ボーイフレンドとの交際禁止を破ったことに端を発する。同時に、両親も二人の若者の交際を認めるようになる。ビンスヴァンガーは、この治療の過程を「社会精神療法」（Binswanger 1935, 118/192）と呼ぶ。すでに固定されていた親子関係（禁止する母親とそれを耐える娘）に、新たな要素（この文脈のビンスヴァンガーの用語で「抵抗」）を「介入」させることで、社会生活における対人関係が更新される

(Binswanger 1935, 118–119/192)。対人関係の更新により、症状は沈静化したのである。

メルロ＝ポンティは、失声から治癒にいたる過程（社会精神療法）だけではなく、失声という現象に備わる意味に注目している。「厳密にフロイト流の解釈をするならば、性の発展の口唇期段階が問題となるはずである。ところが口に『固着』しているものは、性的な存在のみならず、より一般的には他者との関係である。その関係の伝達手段が発話なのである」(PhP, 187/265–266)。精神分析の視点からヒステリー性の失声を解釈するならば、彼女の口唇期における性的欲望の抑圧が問題とされるはずである(43)。こうした精神分析学的な視点に対して、メルロ＝ポンティは、失声が、器質上の一症状を超えて、ある一定の対人関係（「他者との諸関係」）を含意していると主張する。失声は、発話能力の喪失だけでなく、対人関係の放棄も示唆している。つまり、家族の構成員との「共存の拒否」(PhP, 187/266) を意味しているのである。

味覚の喪失、食欲の減退、吐き気も家族との関係を暗示している(44)。「患者〔失声に陥った女性〕は自分に下された禁止を、文字通り、『呑む (avaler)』ことができない」(*ibid.*)。飲食にまつわる諸症

(42) シャルコーの用語。ヒステリー患者の世界や他者への無関心は、重度の人格障害に由来するものではないことを、この用語は指し示している。「精神療法について」の日本語訳注（二一五ページ）を参照。
(43) 実際に、「性理論のための三篇」におけるフロイトは、口唇領域とヒステリー性の摂食障害の関係を指摘している。「そこ〔口唇領域における性源的な意味合い〕に抑圧が動いた場合、その子は、食べることに嫌悪したり、ヒステリー性の嘔吐を起こしたりする」(GW-V, 83/233–234)。

状は、母親に対して直接表明できないものの、それでも断念されず意識下で保持されている彼女の反抗心を翻訳しているのである。

これまで見てきたように、メルロ＝ポンティは、精神分析の視点（性）よりも精神病理学の視点（患者の対人関係と世界の構造）に依拠しつつ、議論を進めている。しかし、このことは前者の否定を意味してはいない。患者の幼児期（口唇期）の性的傾向とその抑圧から失声の症状を説明する立場を、確かに、彼は回避している。しかし、別の個所で、彼は次のようにも述べている。

症状の性的な意味（口唇期における性的傾向とその抑圧）を通じて、透かし模様のように浮き出て見えてくるものは、過去と未来、自我と他者、つまりは実存の根本的な諸次元との関係のなかで、症状がより一般的に意味しているものである（PhP, 188/266）。

この指摘によると、症状から示唆される「性的な意味」は、患者の生活に固有の時間構造（「過去」と「未来」）と対人関係（「自我」と「他者」）を垣間見させる。ここで問題となる時間性とは、抽象化された時間性のことである。「共存関係を断ち切った患者は〔…〕、例えばカレンダーによって、未来を抽象的に理解できている」（PhP, 191/270）。愛する者との関係が絶たれた事態は、患者にとって、未来がなくなった事態を意味している。未来に起こる出来事は、もはや患者の実生活に、具体的にイメージできるような形で組み込まれていない。ゆえに、未来は、外的な手段（「カレンダー」）に訴えることでのみ予見される。性的な傾向とその抑圧は、患者の生活に固有の歴史

（「リビドーの歴史」PhP. 188/266）を垣間見させるのである。この点において、メルロ＝ポンティは精神分析の視点を評価している。

3-3　身体の収縮と膨張

性の水準における主体と外部世界の関係に注目するのと同時に、メルロ＝ポンティは、「身体」を人間の実存構造の基盤に据えつつ、議論を進めている。人間の身体を物質から機能上で区別するために、ビンスヴァンガーは前者を「生き生きとした身体（Leib）」（Binswanger 1935, 115/185）と規定する。

これまで見てきた失声現象がそうだったように、言語、発話、記号、等々を媒介とした表現が不可能となった後、この「身体」は、症状（「失声」）という形で何か（家族との共存の拒否）を表現しようとする。「人間存在は、なお何かを表現する」（Binswanger 1935, 181/199）のである。この極めて非言語的な「表現」を、ビンスヴァンガーは「身体言語」（*ibid.*）と呼ぶ。疾病時の「身体言語」の特徴は、健常時における身体言語のそれと大きく異なる。なぜなら「生き生きとした身体は、ここでは、『単独で作動』し続けている」（Binswanger 1935, 182/200）からである。言語と記号が、失声により、機能不全となる。この時に、これらが本来担うべき表現活動までもが、身体言語に課せ

(44)「呑む（schlucken）」はビンスヴァンガーの表現（Cf. Binswanger 1935, 182/200）。

られる。病的な場面における「身体言語」は、あらゆる種類の表現活動を過度に引き受け、孤立した表現活動を指し示している。ビンスヴァンガーは、この水準における患者の存在様態を「純粋に身体的な生」（Binswanger, 1935, 185/206）と呼ぶ。

こうしたビンスヴァンガーの身体論を参照することで、メルロ＝ポンティは人間の身体に備わる二種類の運動を提示している。第一の運動は、「収縮（systole）」（PhP, 192/272）と呼ばれる。

実際に、一方では、それ〔身体〕は、私の実存にとっての可能性のことである。その可能性とは、私の実存が自らを断念し、無名で受動的となり、スコラ学のなかに自らを固定する可能性のことである。先に語った患者〔失声の女性〕において、未来、生き生きとした現在、あるいは過去へと向かう運動や、学習し、成熟し、他者と交流し始める能力は、身体症状のなかで動かなくなり、実存は縛りつけられている（*ibid.*）。

収縮の現象は、この引用で示されているように、身体運動の可能性（「学習」、「成熟」、「他者とのコミュニケーション」）が、極限まで機能不全となった状態を示している。すでに見たように、疾病にともない、患者の時間構造は変容する。このことは、時間の各局面（「生き生きとした現在」、「過去」、「未来」）が、身体行動上で正常に分節されなくなった事態を意味している。つまり、患者は、自分の行動が、どの時制に属しているのかを理解できていないのである。これにより、彼は、自分の身体を用いて行う行動が、自分のものである感覚を失う。身体の人格的な特徴が希薄になることで、身体は、患者にとって、「無名」で「受動的」な存在となる。この意味で、メルロ＝ポンティが「収縮」と名づける身体運動は、身体が他のあらゆる諸活動から孤立した状態を示している点において、ビンスヴァンガーが「純粋に身体的な生」と呼んだものに概念上で対応している。

第二の運動は「膨張（diastole）」（*ibid.*）と呼ばれる。この運動を説明するうえで、メルロ＝ポンティは次の仮説を提示する。「私が自分の身体に没入する場合に、私が見ることができるものは、諸事物や他の人間たちの感覚可能な外皮だけである。諸事物そのものは非現実によって捕えられており、諸々の行動は不条理なものへと分解されている。現在は、誤認においてそうであるように、自らの一貫性を失い、永遠へと転化する」（PhP. 193/274）。言語と思考が機能しなくなり、人間が、身体以外に表現手段をなくしたと仮定してみよう。この時に、外部の諸事物は、健常時と比べて、抽象的な存在（「外皮」）となるはずである。なぜなら、人間は、物を言葉で言い表したり、その裏側や内側を考えたりすることができず、その表面をなぞることでしか、物を理解することができなくなるからである。ところが、メルロ＝ポンティが指摘するには、この水準における「身体」は、必ずしも、外部の諸事物と同じように、物質および外皮に変質するわけではない。この文脈で、身体の「膨張」（PhP. 192/272）という概念が提示される。この第二の運動を、メルロ＝ポンティは次のように説明する。

私が加担することはないが、私を通じてほとばしる身体的実存は、世界に対するある真の現前の粗描にすぎない。この実存は、少なくとも、その可能性の基礎となっており、われわれと世界の最初の契約を確立する。確かに、私は人間の世界から身を引き、人格的な実存を放棄できる。ところがそうしたことは、私を存在へと運命づけるが、今度は、名を持たない同じ潜在的な力を、私の身体のうちに再度見出すためにのみあるのだ（PhP, 193/274）。

人間が世界や他者と関係を持たなくなると、なるほど、身体のコミュニケーション機能（視覚、触覚、等々）は必要なくなり、身体は物質（「外皮」）となるはずである。しかし、メルロ＝ポンティは、「身体」が必ずしも物質とはならないと主張する。なぜなら、それは、身体の所有者である人間の意志や注意が介在しない水準において、外部の世界とある一定の関係（「世界との最初の契約」）を自発的に確立しようとするからである。この水準における「身体」は、現在という時制における行動の諸性質が介在していない——そもそも、患者は声と食欲を喪失している——以上、「無名」（「名を持たない」）の身体である。ここで問題となる身体の非人称的な側面は、「収縮」におけるそれと位相が異なる。収縮した身体は、人間の活動のあらゆる可能性が断念された場面における、身体の状態を指し示している。これに対して、膨張した身体は、主体と外部（世界および他者）の関係の開始地点（「世界との最初の契約」）となるからである。

この「膨張」の運動は、失声に陥った患者が声を取り戻す契機として機能する。「記憶や声が取り戻されたのは、身体が他者や過去へと新たに開かれた時、身体が共存により貫かれるがままとなり、身体が（能動的な意味で）新たに自分自身の彼方に意味を与えるようになった時である」（PhP, 192/273）。名を持たない身体が、最初に、外部の世界と最小限のつながり（「世界との最初の契約」）を確保する。次いで、この名のない「身体」の働きが増幅（「膨張」）し続ける。その過程で、身体の所有者である人間のさまざまな性質（ビンスヴァンガーの患者の場合は、声、味覚、等々）が、外部世界と再び関係を持ち始める。失声時の対人関係（禁止する母親／言語を拒む娘）が、新たな関係（交際を認める母親／言語を取り戻す娘）へと更新されるのは、この意味において、身体が「膨張」の運動を再開した時である。ビンスヴァンガーが「社会精神療法」と呼んだ治療法を、メルロ＝ポンティは、身体が自発的に外部に働きかける事態（「膨張」）から説明しているのである。

4　性の位相

4-1　性と実存

二つの症例（高次脳機能障害とヒステリー性の失声）の分析において、メルロ＝ポンティは、性から生まれる衝動そのものよりも、そこで分節される対象関係および対人関係、さらには、身体の機能に注目していた。しかし、このことは、精神分析が提示する「性」という概念の否定を必ずしも意味してはいない。実際に、「性的存在としての身体」章の後半において、彼は、人間の活動の周縁に位置するとみなされる性が、人間の存在構造（「実存」）と極めて密接な関係を備えていることを主張している。ここでは、まず、「実存」という概念を確認しておきたい。メルロ＝ポンティは、この概念を次のように定義している。

実存は（心的な事実のような）事実の序列ではない。他の事実に還元されたり、他の事実がそこに還元されたりするような事実の序列ではない。実存は、事実同士の交流の曖昧な中間地点であり、それらの境界がぼやける地点であり、さらにはそれらに共通する横糸である（PhP. 194/275）。

感覚、知覚、想像、思考、認識、判断、等々――これらの様々な行為が、現実に遂行されているという「事実」から、人間の「実存」は構成されている。これらの「事実」は、例えば、感覚と想像が低次の行為で認識と判断が高次の行為、というような形で明確に序列化されているわけではない。むしろ、メルロ＝ポンティが主張するには、各々の事実は、「実存」という枠組みのなかで、互いに自由に位相を変えるのであり、質的な差異は必ずしも明確とならない。つまり、「実存」は人間の諸活動の「曖昧な中間地点」として機能しているのである。このことをメルロ＝ポンティは、他人に身体を晒す経験から説明している。

身体を有している限りにおいて、私は、他者のまなざしの下で、対象へと切り縮められるし、彼にとって、人格とみなされうることはない。あるいは逆に、私は彼の主人となり、今度は、彼をまなざすことができる。ところが、このような他者の支配は袋小路である。というのも、私の価値感が他者の欲望により承認された瞬間に、他者は、私が認められるのを願っていたような人格ではなくなるからである。それは自由なき魅了された一存在であり、その資格において、もはや私に関わることもない（PhP, 194-195/276）。

私は、自分の身体が他者のまなざしに晒された時、羞恥の感情を抱く。なぜなら、その時の身体は、他者の視線に囚われており、私が意のままに操ることのできない、一つの「対象」に変容しているからである。逆に、私が他者の身体のみに関心を向ける場合、私は他者の人格を否定し、彼の身体を物質として扱うことになる。

メルロ＝ポンティは、こうした支配と従属が備える矛盾（「袋小路」）を指摘している。私は、他者の存在と人格を支配するために、他者をまなざし、その身体を「対象」のように扱う。ところが、他者を支配した後に獲得されるものは、彼の「人格」ではない。なぜなら、私が他者をまなざし、支配しようとした瞬間に、他者は一つの人格から「対象」へと位相をすでに変えているからである。

見ているという事実が、見られているという事実に変更され、支配を完了したという判断が、その挫折の感情へと切り換わる。「実存」に立脚した活動は、このように極めて逆説的な形で、位相を変える。つまり、これらの活動は、認識論的な枠組みにおいて、「主体」ないし「客体」にもなれば、対人関係の枠組みにおいて、「主人」ないし「奴隷」（PhP, 195/276）ともなりうるのである。

サルトルは、欲望の「挫折」という視点から実存の活動を論じた（Sartre 1943, 437-438）。こうした悲観的な見解に対して、「性的存在としての身体」におけるメルロ＝ポンティは、実存に立脚した活動が、ある一定の序列に収まることなく、自由に変化する事態そのものをより重視している。

実存はその根本的な構造からして、それ自体において不確定なものである。実存は作動そのものである。その作動のおかげで、意味のなかったものが、一つの意味を持つようになり、性的な意味はより一般的な意味を持つようになる。〔…〕この限りにおいて、実存は不確定なものである(PhP, 197/279-280)。

「実存」に立脚した人間の活動において、それまで意味を持っていないように見えた一つの所作が、突如意味を持った行為に変換される。極めて性的なニュアンスを帯びた行為が、行為する者の想定を裏切り、まったく別の種類の特徴を備えた行動へと位相を移す。「実存」という概念を提示することで、メルロ=ポンティは、極めて偶然で恣意的に見える一つの行為が、さらに別の型の行為に変換される事態を記述しているのである。こうした事態をメルロ=ポンティは、「偶然性の必然性への変化」(PhP, 199/281) と呼び、「実存」という概念に関して、サルトルの否定的な見解とは異なる観点を提示する。

4-2 雰囲気としての性

この「実存」という人間の存在構造に、性は密接に結びついている。「実存が性のなかに拡散しているのなら、逆に、性も実存のなかに拡散している」(PhP, 197/279) とメルロ=ポンティは両者の密接な関係を主張している。

それでは、性とその衝動は、どのような形で実存と関わるのか。メルロ=ポンティは次のように答えている。「性は人間の生活のなかでは、乗り越えられないものであるが、無意識的な表象作用によりその中心部に形作られたものでもない。それは、一つの雰囲気のように、人間の生活に現前している」(PhP, 196/278)。性は、人間のさまざまな活動の中心部に位置することはないが、それでも、人間はそれを無視することはできない。性は、人間の活動の周辺にある種の「雰囲気」のように介在することを、メルロ＝ポンティは主張しているのである。

性を「雰囲気」と考えるメルロ＝ポンティの視点は、フロイトの夢理論への批判から導出される。『夢解釈』におけるフロイトは、覚醒時には抑圧されている様々な欲望が、夢のなかでは、抑圧を免れ、擬似的に実現されると主張する(GW-II/III, 140/181)。この擬似的な欲望の成就を記述するために、彼は、夢を「潜在的な内容」と「顕在的な内容」に分類する。前者は、夢のなかで現れる欲望の全体を表している。後者は、この全体が「圧縮」された姿であり(GW-II/III, 284-285/II4-5)、夢を解釈する糸口となる。後者の背後に隠された「夢思想」の解読を通じて、前者は解釈される。これにより、病因の手がかりが分析者に与えられる。メルロ＝ポンティは「夢を見ている者は、まずは夢の潜在的な内容を思い描く〔自らに対して表象する(se représenter)〕のではない。『二次的な物語』によって、適合したイメージの助けを借りることで、明るみに出るような潜在的な内容をまずは思い描くのではない」(ibid.)と言うことで、フロイトの夢理論(潜在的な内容／顕在的な内容)を批判している。夢の潜在的な内容が、顕在的な内容の解読を通じて、解釈され、主題として表象されるプロセスをメルロ＝ポンティは批判しているのである。

この批判は、性が覚醒時の主体の生活のなかで表出するプロセスに関する、フロイトとメルロ＝

ポンティの見解の相違を示している。前者は、夢の顕在的な内容の解読を通じた潜在的な内容の解釈という方法を発案した。これに対して、後者は、性の表出を、性＝雰囲気という枠組みのなかで説明している。

夢見る人に関して、われわれが語ったことは、われわれが自分の表象の手前で感じている、あのわれわれ自身のいつもまどろんでいる部分、あの個人的な霧（brume individuelle）に関しても当てはまる。この霧を通じて、われわれは世界を知覚している（*ibid.*）。

覚醒時の人間は、自らの存在と周囲の世界を隈なく理解できるような形で、目覚めているわけではない。むしろ、覚醒時の生活のなかにも、人間が十分に把握できない「部分」が存続し、それが、彼の知覚行為を「霧」のように取り巻いているとメルロ＝ポンティは主張している。現実に見たり触れたりする人間の行為は、この漠然とした「雰囲気」を経由した上で、遂行されている。そして、メルロ＝ポンティは、この「部分」にこそ、性が位置づけられていると指摘する。

そこ〔覚醒時の主体のまどろんでいる部分〕には、混濁した諸形式や特権化された諸関係がある。これらは少しも「無意識的」なものではない。これらの形式や関係について、われわれは次のことをしっかりとわかっている。すなわち、それらは、ぼやけていて、性をはっきりと呼び起こしてはいないが、性と関連があることを。性がより特別な形で宿っている身体から、性は香りや音のように放射的に広がるのだ（*ibid.*）。

メルロ＝ポンティが指摘するには、覚醒時の主体の活動は、主体の表象機能が及ばない「まどろんでいる部分」のなかで、すでにある一定の形（「形式」）となっている。人間の知覚行為や他者との関係は、この極めて漠然とした「部分」の水準で、すでに形成されているのである。この「部分」は、上記の引用によると、性そのものではないものの、行動の性的な特徴を示唆している。このように、性とそこから生まれる衝動は、覚醒時の人間が表象することはできない、その生活の「霧」の部分に位置づけられる。そして、両者は、覚醒した意識によって明示的な形で表象はされないものの、覚醒時の人間の活動を常に取り巻いているのである。

先のメルロ＝ポンティの指摘によると、人間の活動を取り巻く性は、表象機能ではなく身体運動を通じて、外部に表出する。彼が持つ性的な嗜好や経験は、彼の「身体」が意図せずに形成する姿勢や態度から、極めて自然に――「音」や「香り」のように――、表出しているのである。このことは、身体が、主体の意志や注意が介在する以前に、すでにある一定の姿勢や態度を取っていることを示している。この文脈で、メルロ＝ポンティは、こうした非意図的な姿勢や態度の形成を、精神科医のポール・シルダーに倣い、身体行動の図式化（「身体図式」cf. PhP, 196/278）と呼ぶ。行動主体の意識の及ばない水準において行動が図式化されていることにより、その性的な特徴や傾向は、「香り」や「音」のように、発散されているのである。

この点において、性は、実存に立脚した人間の諸活動とある一定の関係を備えている。「性は、明確な意識作用の対象とはならないものの、私の経験の特権化された諸形式の動機となりうる。このように捉えられるなら、つまり両義的な雰囲気として捉えられるなら、性は生と共通の外延を備えている」（PhP. 197/279）。確かに、性とその衝動は、もはや人間の生と存在構造（「実存」）の中心には位置していない。ところが「雰囲気」という極めて微細な形で、それは人間の活動にまとわりつき、当の活動にある一定の特徴を与える。主体が様々な生活形式のなかから「特権化された諸形式」を選び出す際に、「性」は、その選択行為に、ある一定のモチーフ（「動機」）を与えるわけであるのである。

最後に、この動機づけの機能を検討してみたい。雰囲気としての性は、人間が行動する際の「動機」となる。しかし、この「動機」は、メルロ＝ポンティによると、必ずしも人間の行動を因果的に決定する要因とはならない。なぜなら、動機づけられた活動を遂行している者は、当該の活動が「性的な動機」（*ibid.*）に由来するのか、あるいは「他の諸々の動機」（*ibid.*）に由来するのかを、必ずしも、意識的に判別していないからである。実存に立脚した主体の活動を規定せず、その表象機能によって把捉されることもないが、それでも、その生活に関与し続ける諸要素を、メルロ＝ポンティは性＝雰囲気という考えによって提示しているのである。

性を人間の諸活動の中心から外し、身体を考察の中心に定位する彼のスタンスは、フロイトが性に関して提示した諸概念（リビドー、「生の欲動」と「死の欲動」）に関する一般的な理解と明らかに齟齬をきたしている。しかし、メルロ＝ポンティの精神分析理解を、フロイト理論の誤解と看做すのは安易な結論である。むしろ注目されるべきは、精神分析の性に関する知見と精神病理学の症例分析が、メルロ＝ポンティが自らの現象学を発展させる上で、極めて重要な役割を担っている事実である。

「性的存在としての身体」におけるメルロ＝ポンティは、性的な場面で展開する特殊な知覚行為を、「エロス知覚」と呼んだ。この知覚は、実在の感覚経験ではなく、「エロス」と「リビドー」に立脚している。現実に物を見て、その形を認識する行為が知覚行為であるとするならば、「エロス知覚」は、従来の知覚概念を大幅に拡張している。なぜなら、この知覚行為は、視覚、触覚、等々の実在の感覚内容ではなく、エロスとリビドーから生まれる欲望や妄想のなかで形成されるからである。現実の世界で物を見たり、触れたりする経験、さらにはその余韻のなかだけではなく、妄想のような現実に存在するはずのない世界のなかでも、人間は、知覚行為を営み、実際には到達できないはずの対象を見たり、それに触れたりするのである。このように、精神分析の知見は、メルロ＝ポンティが、知覚という概念を拡張する際に、極めて示唆に富んだ発想を提供したのである。

メルロ＝ポンティは、他方で、ビンスヴァンガーが精神病理学的な視点から分析した失声女性のケースを採り上げている。彼は、失声から治癒にいたるプロセスのなかに、身体の「膨張」と「収縮」を発見した。この二つの運動は、主体の意志や表象が関与しない水準（メルロ＝ポンティの表現で、「無名」の水準）に定位される。ここで議論されている「身体」は、『知覚の現象学』の身体論のなかでも、とりわけ特殊な位置を占めている。メルロ＝ポンティが先に提示したオルガン奏者の例を思い出してみたい（本書第二部第一章）。老練なオルガン奏者は、初めて演奏するオルガンを、使い慣れた自分のオルガンと同じように操ることができる（PhP. 170/244）。奏者の演奏経験は、鍵盤を打つ指先からペダルを踏むつま先まで、つまり彼の身体の隅々にまで浸透している。人格、経験、記憶、志向、等々——彼に備わるあらゆる性質が、彼の身体運動に受肉しているのである。したがって、彼は、自分の身体を違和感なく動かし、初めて相対する楽器を、自分の「家に収まるように」、自然に取り扱うことができる。

これに対して、失声女性の身体運動からは、あらゆる人格的な性質が抜け落ちている。彼女が発する声、味覚、これらにまつわる経験は、彼女の身体機能を通じて表現されない。したがって、行動は自然に達成されず、症状へと位相を変える。ところが、メルロ＝ポンティが「性的存在としての身体」で主張するには、運動主体に備わる人格上の諸性質（経験、記憶、志向、等々）が受肉しなくなった身体は、物質に位相を下げるどころか、独自に外部世界に働きかけようとする。この身体の機能を、彼は「膨張」と呼ぶ。人格的な特徴が極度に希薄となった水準においても、「身体」は、その主体である私という存在を差し置いて、外部の世界との関係を確立しようとするのである。主体の人格上の諸性質（経験、記憶、志向、等々）は、この身体の働き（膨張と収縮）に比べれば、後付けないし二次的なものにすぎない。

メルロ＝ポンティは、失声現象を分析することで、既存の現象学的な身体理論を導出したのではなく、その身体理論を発展させる手がかりを発見した。シュナイダーの症例から性的現象へと議論が移行する過程で、彼は、患者の行動の構造の探求（〈方針1〉）と現象学の概念の証明（〈方針3〉）から、現象学の既存の諸概念の更新に方針を変えているのである。この点においてこそ、精神分析と精神病理学が、メルロ＝ポンティの現象学に果たした貢献の一端が確認される。

補論　ＡＬＳから見た身体の膨張

現象学的な身体の「膨張」の働きは、身体上でより重篤な症状のなかにも確認される。ビンスヴァンガーの症例から離れて、重度のＡＬＳ患者の行動を見てみたい。筋委縮性側索硬化症と呼ばれるこの症状のなかで、患者は、自分の身体の筋肉の働きを、極めて早い速度で喪失してゆく。四肢の脱力や呼吸筋の麻痺により、患者の生活はいわゆる「植物状態」となる。その後の生活は、近親者の全面的な介護が必要となり、近親者の人生の全ては、この時点で、介護とケアで縁取られる。神経難病の当事者活動の支援に取り組む川口有美子は、ＡＬＳ患者となった母親の介護経験を、次のように綴っている。

驚くべきことに、自分で自分の身体がどこも動かせなくなってしまった人がいて、彼らはその身体の置き方をどうするか、というようなことを一日中考えている。彼らの四苦八苦するさまを傍《はた》から見ていても、「身体」とは、意識されたとたんに厄介な問題を投げかけてくる器のようだ。〔中略〕それだけではない。身体に接している物までが、まるで彼らの一部のように身体化してしまっている。それはシーツや寝巻きの皺、枕の高さ、背中や膝の下に押し込まれた枕の向きや高さ、器官カニューレの傾きなどで、点検すべき箇所は途方もなくある（川口 2009, 110–111）。

身体のあらゆる筋肉が硬化し、患者と介護者にとって、身体は物質同然の存在と化している。患者の生活の生理的状態だけに焦点を当てれば、こうした説明の仕方は、確かに適切なのかもしれない。しかし、患者の身体に関する叙述を見ると、そこには、身体の「膨張」という現象が垣間見られる。川口の証言が示すように、患者は、身体を物質のような存在と考え、放棄しているわけではない。むしろ、そこから来るさまざまな圧力に苦しみ、対処しようとする。さらに、自らの意志で動かせなくなった身体の各部分と外部世界の物質（シーツや寝巻の皺、枕、器官カニューレ、等々）の間の位置関係にまで思いをめぐらせる。そして、適切な位置関係を構築するために、介護者は、患者が発する微細な要求とそのシグナルを読み取ろうと苦心する。

川口の証言は、メルロ＝ポンティが身体の「膨張」と呼ぶ概念を考えるうえで、極めて深い示唆を与えてくれる。身体機能の主要な部分（筋肉）が機能不全となることで、身体は、患者の生活から離れ、外部世界の物質となるわけではない。身体の部分や先端は、患者が自由に動かせない塊となった後も、外部世界のさまざまな物質と接触し続ける。この接触を通じて、患者は、身体の各部分を自分で動かすことができないものの、外部世界の物質がもたらすさまざまな違和感（シーツや寝巻の皺、枕の高さ、等々）に対処しようとする。

このように身体とその機能は、患者が自由に動かすことができない存在となっても、その部分と外部世界の境界で生じる出来事や問題を、患者に絶えず投げかける。この点に、メルロ＝ポンティが、「膨張」と呼ぶ身体の働きが垣間見られる。身体の働きが外部世界へと膨張することで、患者は、自らの身体状態とそこで起こっている問題を微細なシグナルとともに、介護者に発信する。後者は、そのシグナルを、苦心しながら読み取る。このシグナルは、川口が証言するには、発汗、唇や爪の色（毛細血管）、等々、極めて微細である（川口 2009, 184-186）。身体は、患者にとって物質となったのではなく、膨張し続ける。そして、この膨張の働きのなかで、それは、患者の生と意識に絶えず働きかけ、患者と介護者のミニマムな交流を支えるのである。(45) この意味で、身体の膨張の働きは、否定的な状況（失声の場合は言語表現の喪失、ＡＬＳの場合は筋力の喪失）に置かれた、人間の生命をつなぎとめる役割を担っていることが理解される。そして、この点においてこそ、メルロ＝ポンティが「膨張」と呼ぶ概念の重要性が、再確認されるのである。

(45) 美馬達哉は、身体が、どのような状況にあっても、コミュニケーション機能を維持すること指摘している。「魂が『共』である限りにおいて、生きている身体は、たんに生きているという事実によってつねに複数の諸身体とともに在ることになるからだ。つまり、諸身体の間には、どんなにミニマルなものであっても、『共』としてのコミュニケーションがつねに存在している。身体が孤立することなく、二つ、三つ、そしてもっとたくさんの身体として共在する限り、それは墓（セーマ）ではない」（美馬 2010, 126）。

第二章　精神分裂病(46)

1　症例シュナイダーから分裂病へ

『知覚の現象学』第二部には「知覚された世界」という題名が付けられている。題名が示す通り、メルロ＝ポンティは、知覚行為を営む主体の世界を、個人の感覚経験（第一章）と空間認識（第二章）、自然の世界（第三章）、文化的世界（第四章）に分けて論じている。

(46)　Schizophrénieの訳語について。二〇〇二年以後、日本では、連合機能の障害を強調した「統合失調症」という表現が一般的に使用されている。フィッシャーおよびメルロ＝ポンティの議論は、もちろん、これよりも前の議論である。したがって、作品のオリジナリティーを尊重するために、従来の「精神分裂病」という訳語を使用する。ただし、形容詞的な表現の場合は、「統合失調性」という表現を使用する。

ここでも様々な症例が参照されているが、特筆されるべき症例は「精神分裂病（schizophrénie）」である。メルロ＝ポンティは、「知覚された世界」の第二章で、この症例に言及している。分析対象は、ドイツの精神科医フランツ・フィッシャーが分析した精神分裂病患者の行動（「時間構造と分裂病」、「分裂病における時間・空間構造と思考障害」）である。

この症例の分析は、『知覚の現象学』で言及される数多くの症例のなかでも、とりわけ特殊な位置を占めている。周知のように、メルロ＝ポンティが、『知覚の現象学』で最も多く言及する症例は、ゴルトシュタイン学派（ゴルトシュタイン、ゲルプ、ベナリー、シュタインフェルト）が分析した、シュナイダーの症例（視覚失認を主要な症状とする高次脳機能障害）である。疾病分類学の観点からも明らかであるが、シュナイダーの行動と分裂病患者の行動は、症状面で、それぞれまったく異なった事態を示している。

この相違は、メルロ＝ポンティの病理論にも反映されている。本論で詳しく見るように、メルロ＝ポンティが、分裂病患者の行動分析から引き出す結論は、シュナイダーの症例のケースと著しく異なる。この問題に関して、アルフォンス・ドゥ・ヴァーレンスは、分裂病患者の幻覚に注目することで、患者の世界内存在の構造を的確に説明している（Waelhens 1970, 210-211）。しかし、メルロ＝ポンティが分裂病という病的現象を援用する意義については、十分に説明されておらず、この問題は、今日の研究課題として残されている。こうした視点から、本研究は、『知覚の現象学』における分裂病患者の行動分析を検討し、それをシュナイダーの症例と比較したうえで、最後に、現象学が病的な現象にアプローチする時の方法と方向性を考察する。

2　フィッシャーの分裂病患者と空間の構造

二〇世紀のフランスを代表する精神科医のウージェーヌ・ミンコフスキーが的確に解説しているように（Minkowski 1927, 48-62）、分裂病の最も大きな特徴は、外部世界と他者への著しい無関心である。躁鬱の患者は、周囲世界とのつながりを保持している（というよりも、つながりに過度に依存している）。外部世界や人物の所作は、患者の意識と思考をある程度において触発し、彼は周囲の世界に注意を向ける。これに対して分裂病患者は、周囲の世界に対する反応が極めて希薄である。したがって、患者の行動は、健常者には幻覚や妄想の産物に見える。

フィッシャーは、クレペリンとブロイラーが確立した躁鬱と分裂病の精神医学的な分類を念頭に置きつつも、分裂病患者の行動を周囲の世界への無関心と安易に断定しない。反対に、彼は、幻覚にも等しい患者の空間とその構造を分析しようとする。ミンコフスキーとメルロ＝ポンティは、この点において、彼の分析を評価している(47)（Minkowski 1933, 266-267）。

フィッシャーが分析した患者（Fischer 1929, 566-568 ; Fischer 1930, 252-254）は、社会的に恵まれていたものの、若いころから神経症を患っていた。大学で哲学の勉強を始めた頃から、重度の不安、幻覚、等々、分裂病の諸症状が行動上で顕著となる。患者は、秋の日の夕方に仲間とハイキングに行った。

友人たちが、自分のいた場所から数メートル離れたところで談笑していたのですが、風景が不気味な力に動かされたように、私の方に、突如動いてきました。自分のなかでは、秋のくすんだ青空の下に、真っ黒な第二の空が広がっているように見えていたと思います。この空は灰色に広がっていました（Fischer 1930, 253 ; PhP, 332/123 [2]）。

この第二の空間は、暗く、空虚で、身の毛もよだつものでした〔…〕。二つの空間〔最初の風景と第二の空間〕のうち、時には一方が動いているように見え、時には両方が相互に動いていました。両者が横断し合っているのです。どのような形で、そうなっているのかはわかりません。それは、持続的に私に向けられた問いであり、休息の命令であり、さらには、死ぬか進むかという命令ですらありました（*ibid.*）。

休憩中に見た秋のくすんだ青空が、突如、真っ黒になった。患者は、この空間が何なのかを理解することができずにいる一方で、この暗い風景は、患者の存在を圧迫する。この幻覚の風景のなかで、患者の精神は、生きるか死ぬか（「死ぬか、進むか」）の選択肢しかない地点にまで追いつめられる。この時に、患者は、自分が「失踪者」となり、「孤島」で暮らしているような、孤独感に襲われる（*ibid.*）。空間の変容と同時に、彼の時間意識も変化する。「過去の思い出は、消え去っていく時間のなかにあるようで、私は、この思い出をもはや再び見つけ出すことができない」（*ibid.*）と患者は証言している。

フィッシャーによると、この種の人格喪失の現象に顕著な特徴は、生活のなかでの各体験が客観的に把握されなくなる事態である。こうした事態において、分裂病患者は、自分の生活に充実感を得られなくなる（「空虚」Fischer 1930, 254）。生活のなかでの充実感がなくなることで、「体験されたあらゆる事柄は、描写されなくなる」（*ibid.*）。健常者においては、生活の各局面での体験が意識の内部で把握され、行動はある一定の整合性を獲得する。このプロセスが、分裂病患者においては欠損している。ゆえに、外部の空間は、患者の意識に対して異質なものにとどまる。そしてそれは、行動の動機となる代わりに、不安や幻覚を喚起するわけである。

3　『知覚の現象学』における分裂病の分析

3-1　実存の振動

メルロ＝ポンティが分裂病をどのように考察したかを検討する前に、彼の空間に関する考え方を確認しておきたい。フィッシャーは、「時間構造と分裂病」の最後で、一見すると不可解に見える

（47）フィッシャーは、患者の時間構造の変容も分析している。彼が分析した別の患者（女性）は、時間に対する印象を次のように表現している。「時間は、一個の時計のように進行していきます。私は、〔自分が生きていることについて〕語るべきものがないのです。午前中、昼、それから夕方、過去、現在、そして未来、全て、〔時計の針が進むように〕ぱっか、ぱっか、ぱっか、と進んでいきます」（Fischer 1929, 560 ; PhP, 327/117-118［2］）。ミンコフスキー（さらには、メルロ＝ポンティ）は、フィッシャーの時間分析を、空間分析と同様に評価する。

患者の行動が、ヨーロッパ文明の外部にいる人間の精神を考察する上で、ある一定の役割を果たすと主張している（Fischer 1929, 572-573）。フィッシャーの人類学的な視点に倣いつつ、メルロ＝ポンティは、分裂病患者が見る幻覚を、神話、夢、原始民族の行動と対比している。

それら〔夢の妄想、神話の妄想、各人が好むイメージ、さらには詩的なイメージ〕は、実際には、意味を備えている。この意味は観念的なものではなく、われわれの実存の一つの方向である（PhP, 329/120〔2〕）。

知覚行為を行う者の生活は、実在の時間と空間に関わっている。反対に、そこから隔たった生活（夢、神話、妄想、等々）は、確かに、外見上では「意味」を備えているようには見えない。ところが、こうした生活のなかでも、人間は、ある一定の「意味」ないし「方向」に従って行動していると、メルロ＝ポンティは主張している。こうした非知覚的な空間のなかで行動に「方向」を与える契機を、彼は「実存の振動」（PhP, 330/121〔2〕）と呼ぶ。

〔夢の中で〕飛翔し、落下し、そして一握りの灰〔真っ黒な紙〕になる一羽の鳥は、物理的な空間のなかで飛翔し、落下しているのではない。実存の潮汐とともに、飛び上がったり、落ちたりするのである。あるいはむしろ、それは私の実存の振動、収縮（systole）と膨張（diastole）である(48)（PhP, 329-330/121〔2〕）。

夢のなかを生きる存在にも、ある一定の運動と空間の分節（「飛翔」／「落下」、「収縮」／「膨張」）が存在する。この運動が位置づけられる空間は、「物理的な空間」ではなく、「幻影」（PhP, 329/120〔2〕）から構成された空間である。

「実存の振動」は、このように、覚醒時の人間の感情、思考、判断だけでなく、その知覚的な密度が極端に減退した――あるいはなくなった――状況（夢、妄想、神話）にも浸透している。このことは、「上や下、一般的には、場の規定は、『知覚』に先立つ」（PhP, 330/121〔2〕）ことを示している。健常な知覚活動を遂行する人間が位置づけられている空間は、「実存の振動」のなかの一つの局面にすぎないわけである。疾病にともない、物を見たり、触れたりする能力が低下し、行動の知覚的な密度は減退（「収縮」*ibid.*）する。この時に、行為主体は空間を喪失するわけではない。むしろ、その活動は、ある別の空間（「幻影」）に移行する。メルロ＝ポンティがここで述べる空間は、生命活動の「膨張」と「収縮」に応じて、現実と架空の世界が変換し合う事態を示しているのである。

---

(48)　ビンスヴァンガーは、『夢と実存』のなかで、エルマティンガーの著したゴットフリート・ケラーの自伝からこの夢のなかの鳥の話を引用している。メルロ＝ポンティの議論は、この話を例として援用している。「わたくしたち、叔父とわたしくしは、壁に掛けてある鉄砲の方にとんでいき、これをとって戸の蔭で構えた。巨大な鳥〔鷲〕はまっすぐに窓をさしてとんできた。そしてその翼の幅はほとんど部屋いっぱいを占めた。わたくしたちは撃った。すると床には、鷲ではなく、ひとかたまりの真っ黒な紙切れがあった」（Cf. Binswanger 1930, 81/104-105）。

3-2　射影しない対象と空間

メルロ=ポンティは、分裂病患者の空間を「収縮」の側に位置づけている。「例えば、明晰で、分節された対象の世界が消滅すると、その世界から切り離されたわれわれの知覚的な存在は、物のない世界を描き出すようになる」(PhP. 328/118〔2〕)。ミンコフスキーの次の記述に倣い、彼は、「物のない世界」を「夜の世界」と考える。

それ〔夜〕は、私の前にある一つの対象ではない。それは、私を包み込み、私の全ての感覚に入り込む。それによって、私の諸々の思い出は、息が詰まったような状態となり、私の人格上の同一性を、ほとんど抹消してしまう。私は、自分の知覚地点から諸対象の射影を遠隔的に連結する際に、もはや当の知覚地点で守られてはいない。夜には射影がなく、それ自体が私に触れ、その統一はマナ〔超自然的な影響力〕の神秘的な統一である。〔…〕それは、面も、表面も、私との距離もない純粋な奥行きなのだ (*ibid.* : Minkowski 1933, 394-395)。

「夜の世界」は、空間内の事物の各側面が、正常に知覚されなくなった世界である。フッサールが『物と空間』で説明しているように、ある対象を正常に知覚する場合に、空間内の事物の外観(アスペクト)および射影は、互いに整合的な関係(「継起的な統一」cf. Hua. XVI, 63-64)を形成する。正面から対象(フッサールの例では「家」cf. Hua. XVI, 25-26)を見る知覚行為は、独立した形では成立しておらず、横、上、さらには背後、等々の角度から同じ対象を見る可能性を含意している。物のそれぞれの外観の整合的な関係が、知覚活動の特徴である。(49) これに対して、夜の世界のなかでは、ある未分化な空間が、人間の諸活動を覆い尽くしてしまう。事物の各側面は、この特殊な空間のなかでは分節されない。本来は直接に知覚できないはずの空間そのもの（「純粋な奥行き」）だけが、彼の前に現れる。射影もしなければ、表も裏も分節されない空間を前にして、彼は、自分がどこで何を見ているのか理解できなくなる。そこから、人格の「同一性」が破綻するのである。

3-3　極限例としての分裂病

それでは、この「収縮」の現象は、メルロ＝ポンティの現象学のなかで、どのような位置にあるのか。彼はこの問題を、分裂病患者と原始民族の行動の対比から説明している。

ある神話的な空間がある。この空間のなかでは、諸々の方向や位置は、多大な情動的実体が住み着いた状態のなかで規定される。原始民族にとって、クランの野営地がどこにあるかを知る作業は、その野営地を、何らかの目印となる対象との関係に位置づける作業ではない。野営地が、あらゆる目印のなかの目印なのである――平和や喜びがある自然な場を目指すように、野営地を目指すのである(50)（PhP, 330/121［2］）。

(49)　ヴァーレンスは、メルロ＝ポンティの知覚論の文脈で、このことを正確に説明している。「私たちが、実際に見ているものは、事物ではなくその射影である。世界の地平のなかに差し込まれた射影である」（Waelhens 1970, 216）。

原始民族の構成員が、同族集団のキャンプを探す時に、彼は、集団にいることで得られる「平和」や「喜び」を基点に行動する。彼の意識と運動は、地図に載せられた目印や記号を基にキャンプを探し出すような、演繹作業から達成されているのではなく、感情や情緒（「喜び」、「平和状態」）の全体（「情動的な実体」）のなかで構造化されている。目的地は、彼の「情動」の働きを通じて、直接的に感知されるのである。このように、原始民族の行動は、知覚対象の各側面が空間内で分節し、行動を目的に導くようなプロセスを必要とせず、直情的に実現される。

空間内の事物の射影が十分に展開しないまま、行動が分節される点において、原始民族の行動は、分裂病患者の行動と共通している。しかし、前者の行動が、情動的な布置のなかで、極めて自然に達成されるのに対して、後者の生活で、情動は空虚化している（Fischer 1929, 559 ; Fischer 1930, 254）。情動の働きが極端に減退することにより、分裂病患者の身体行動は「収縮」し、その身体（Leib）は、物質（Körper）のような、よそよそしい存在となる(51)（Fischer 1929, 559）。彼が見ている事物や風景は、彼の意識と行動を活性化しないのである。

「実存の衝動」という枠組みのなかで、原始民族の行動は、情動が最大限に「膨張」した状態を表している。これに対して、分裂病患者の運動は、その内実が極度に「収縮」している。つまり、両者は、知覚行為に立脚した生活から乖離した様々な生活形式（神話、夢、妄想、等々）のなかでも、とりわけ「極限のケース」（PhP. 327/117［2］）をそれぞれ指し示しているのである。

3-4 世界との距離感

それでは、収縮した空間はどのような構造を備えているのか。この問題に関して、メルロ＝ポンティは、「第二の空間」〔真っ黒な空〕の位相を、客観的な空間と対置しながら、次のように考察している。

この見える空間〔最初の風景〕を貫く第二の空間――この空間は、われわれが世界を投射〔投企〕するそのやり方を、各瞬間に作り出している。そして、分裂病患者の障害は、次の部分にある。つまり、この永続的な投射〔投企〕は、知覚が提供してくれるような客観的な世界から分離しており、いわば自分自身のなかに引きこもっている。分裂病患者は、もはや共通の世界のなかで生きていない。むしろ、私的な世界のなかで生きており、彼は地理学上の空間にまで進むことはない（PhP, 332/123〔2〕）。

(50) メルロ＝ポンティは、同じ例を『知覚の現象学』の第一部でも使用している（Cf. PhP, 117/175）。

(51) フィッシャーが、治療に取り組んだ別の患者（女性）は、身体構造の変容を次のように表現している。「私は、自分が世界内にいることをもうわかっていないのです。全ては消えてしまいました。私はもはやそこに存在していないのです。私は、かつて、身体（Leib）と魂（Seele）を備えた一人の人間でした。〔…〕今は、一つの物質（Körper）が、そこに存在しているだけです」（Fischer 1929, 559）。

分裂病患者の行動は、メルロ゠ポンティの指摘によると、私的な空間が客観的な空間に移行しなくなった事態を示している。患者は確かに一つの風景を見ている。ところが、この風景は、他者が見ている同じ風景や外部の客観的な基準（「地理学上の空間」）と接点を持たない。

この文脈において、メルロ゠ポンティは、私的な空間から客観的な空間への移行の現象に注目している。彼は、ここでも原始民族の行動を例にとって説明しており、そこに、二つの空間の関係が読み取られる。

原始民族にとって、不幸な地域、不吉の前触れとしての左側――あるいは、私の身体においては、不器用な側としての左側――というものが、方向として規定されるのは、私が、右側との関係をまず考えることができる場合だけである。そしてこの関係こそが、諸々の事項に最終的には空間的な意味を与える。また、そうした関係はこれらの事項のなかで確立される（PhP. 333/125〔2〕）。

原始民族は、客観的な手続き（「地図」）を踏まずに、同族のキャンプを見つけることができる。このことは、その行動が客観性を欠いていることを意味してはいない。むしろ、上下、左右のような空間を規定する客観的な基準や「関係」は、認識される必要がないほどに、行為主体の生と行動に密着している。この時、行為主体の意識の働きは、「軽快」であり、意識を形作る「全ての内容に対して自由」（*ibid.*）である。したがって、彼は、自分の周辺の事物を十分に知覚しなくても、自分がいる空間の意味（「不吉の前触れとしての左側」）を理解できる。そして、この「意味」が、彼の行動にある一定の方向と目的を与える。

これに対して、患者の空間は私的な世界にとどまったままである。メルロ＝ポンティは、客観性の移行が阻まれた患者の空間性を、「生きられた空間の狭窄」と定義する。

神話と同じく幻覚を作り出すもの、それは生きられた空間の狭窄であり、諸事物のわれわれの身体への根付き、対象の目眩がするような近さ、人間と世界の連帯である。この連帯は、消滅してはいないものの、日々の知覚や客観的な思考によって抑圧されている（PhP, 337/129〔2〕）。

ここで指摘されている「生きられた空間の狭窄」は、生きられた空間の消滅のことではない。メルロ＝ポンティは、それを、人間と世界の間にある距離の問題と考えている。分裂病患者が体験する幻覚のような空間は、引用によると、人間と世界の距離が極端に近くなった事態を表している。この場合に、患者が見ている対象（「幻影」cf. PhP, 334/126〔2〕）は、「目眩」がするほど、患者の目の前にある。空間内の物質は射影せず、患者は、その各部分を対比することができない。これにより、彼は、自分と世界の間の距離感を失い、知覚対象は、幻覚に等しいもの（もしくは「幻影」）に変容する。

この空間の特徴は、『知覚の現象学』の序文における議論と対比するならば、さらに明確になる。「序文」のなかで、メルロ＝ポンティは、現象学的な意味における、人間と世界の関係を次のように規定している。「それ〔反省〕は、諸々の超越が湧出するのを見るためにも、一歩後退する。それは、われわれを世界に結び付けている志向的な糸を出現させるためにも、その糸を緩めるのである」（PhP, VIII/12）。メルロ＝ポンティが主張するには、反省のような高次の活動に備わる志向性も、外部の世界を隈なく理解し尽くすことはできない。この志向と世界の間には、ある一定の距離や弛緩した状態（「志向的な糸」が「緩んだ」状態）が介在している。こうした一種の間が、人間と空間の関係の現象学的な理念値となる。これに対して、「生きられた空間の狭窄」にともない、患者は、人格が破綻するほど、自分と空間との距離を狭めている。分裂病患者の空間を論じることで、メルロ＝ポンティは、患者の空間の喪失や他者への無関心を指摘するのではない。むしろ、外部の空間と距離を取ることができなくなった人間の存在様態を提示しているのである。

4　分裂病分析の意義

4-1　シュナイダーの症例分析との対比

続いて、メルロ＝ポンティの分裂病分析を、彼が『知覚の現象学』第一部で主に参照した、シュナイダーの症例との対比から検討してみたい。この症例の主要な症状に、アナロジー機能の障害がある。ヴィルヘルム・ベナリーは、ゴルトシュタインとともにこの障害を研究し、メルロ＝ポンティも『知覚の現象学』で彼らの分析に言及している（本書第一部第二章参照）。

ベナリーの分析によると、「猫にとっての獣毛は鳥にとっての羽毛に等しい」とか、「ランプにとっての光はストーブにとっての熱に等しい」（PhP, 148–149/216–218 ; Benary 1922, 257–258）というアナロジーをシュナイダーは理解できない。目と耳のそれぞれの機能と、両者の類推関係を理解する場合に、シュナイダーは、「目と耳はどちらも感覚器官であるから、両者は似通った何ものかを産出するはずである」（PhP, 149/217 ; Benary 1922, 262）と両者の共通性を指摘する。その後、両者の類推関係を考察する。さらに、〈釘の頭〉を指示する作業において、彼は「釘を手にして、それに触れ、頭の方向について再び語る」（Benary 1922, 262）。

どちらの例においても、行動が達成される過程で、その各局面が分解されている。患者は、その一つ一つを自然に連結できず、それぞれに「概念的な分析」（PhP, 149/217）を行使している。逆説的であるが、患者の行動は、健常者以上に、知性、「概念的分析」、「カテゴリー」（*ibid.*）等々、高次の対象判断に依存しているのである。

アナロジー理解の失敗は、患者の「思考障害」（Benary 1922, 297）ではなく、過剰な知性の行使に由来するとベナリーは結論している。『知覚の現象学』のメルロ＝ポンティは、この結論から、人間の行動の現象学的な基盤を提示する。

> 健常な主体が、眼と視覚の関係は、耳と聴覚の関係と同じであることを直ちに理解しているとしたら、眼と耳が、ある同じ世界への到達方法として彼に与えられているのである。彼は、ある共通の世界に関する述語以前の〈前述語的な〉判断を備えている。その結果、「感覚器官」の等価性とそのアナロジーは、諸事物のなかで読み取られ、理解される以前に生きられているのである

（PhP, 150/219）。

健常者がアナロジーを即座に理解できるのは、彼がシュナイダーよりも知的に優れているからではない。眼は、世界の特定の部分を映し出す機能を備えている。健常者は、この事実を、「知性」を行使するまでもなく、体験のレベルで知っている。同じく、自分の耳が、その同じ世界から何かを聴き取る機能を備えていることも、眼の機能との類推を行使するまでもなく知っている。なぜなら、アナロジーのなかの諸事項（「眼」、「聴覚」）は、機能面（「視覚」、「聴覚」）において、それぞれ「同じ世界」を指し示しているからである。「ゆえに、生き生きとした思考は、ひとつのカテゴリーに包摂されるべくあるのではない」（PhP, 149/218）。健常者は、カテゴリーを利用した判断に先立つ水準で、ある特定の「世界」と志向的な関係を築いているのである。メルロ＝ポンティは、フッサールに倣い（EU, §6）、この志向的な活動を「前述語的な判断」と呼ぶ。

アナロジーの分析は、人間の行動の現象学的な特徴（「前述定的」な水準における意識と世界の志向的関係）を確認するために援用されている（本書が最初に示した〈方針3〉）。これに対して、分裂病の分析も、確かに、行動が機能不全となった「極限例」を示している。ところが、メルロ＝ポンティは、この「極限例」から、人が健常時に注意を払うことのない、行動の現象学的な基盤を抽出しようとはしない。反対に、知覚行為に立脚した生活から隔たった行動そのものに含まれる、現象学的な特徴（生命活動の収縮／膨張、過度に狭まった距離感）を提示しようとしている。このように、『知覚の現象学』は、二つの異なる症例を分析することで、異なる結論を導き出しているのである。

4-2 分裂病の分析の意義

分裂病の分析が、既存の現象学の概念の導出を目的としているのでないとするなら、この病的現象を分析する意義はどこにあるのか。夢、神話、分裂病患者の幻覚は、確かに、客観的な思考を自然に営む健常者にとって、「考えられない」（PhP, 334/126〔2〕）現象であり、その生活のなかで「主題化」（*ibid.*）されることもないはずである。ところが、メルロ＝ポンティは、一見すると不可解で無意味な現象も、人間の生のなかの一つの「事実」（*ibid.*）であると指摘する。このことを証明するために、彼は客観的な思考形式（「反省」）に備わる矛盾に言及している。

反省的な分析は、夢を見ている者や分裂病患者が生きていることを、彼らよりも知っていると信じている。さらに、反省のなかで、哲学者は、自分が知覚しているものを、知覚行為のなかで知っている以上に、知っていると信じている。そして、この条件でのみ、彼は、人類学的な空間を、正しく、共通で、客観的な空間の混濁した見せかけのように拒否できるのである（PhP, 335/127〔2〕）。

神話、夢、知覚の経験から、あらゆる積極的な価値を取り上げ、空間を幾何学的な空間に統合し直すためには、人が夢を見たり、狂ったり、本気で知覚することを否定しなければならない（*ibid.*）。

「反省」という作業を通じて、認識行為は、ある一定の客観性と明証性を獲得する。ところが、メルロ＝ポンティが指摘するには、この客観化の作用は、分裂病患者に固有の生活を覆い隠してしまう。そして、客観化と引き換えに、分裂病を分析する者は、患者が知覚し認識している事柄を、患者以上に、隈なく理解していると主張する。反省は、あらゆる経験やその密度を、「たった一つの世界に平板化する」（*ibid.*）のである。この平板化された世界のなかで、主体は明証性と客観性のみを判断基準として採用する。それにより、夢や狂気のような、一見すると存在可能性が低い現象の存在は否定される。

反省行為に対するメルロ＝ポンティの批判は、分裂病における幻覚現象や神話のような一見すると不可解な経験も、明白な形ではないものの、健常者の認識活動に組み込まれていることを示唆している。

神話は、仮象のなかで本質を保持する。神秘的な現象は表象ではなく、真の現前である。雨の悪魔は、魂が身体の各部分に現前しているのと同じように、悪魔払いの後に降るしずくのそれぞれのなかに現前している。あらゆる現出は、ここでは、受肉であり、諸存在は、容貌の特徴によっても、「特質」によっても、定義されない（PhP, 335–336/128［2］）。

民族学者のレヴィ＝ブリュールが指摘するように（Lévy-Bruhl 1921, 470–471）、自然界の諸現象（「雨」、「風」、等々）は、原始民族にとって、個人の意志を超えた集合的な現象である。この水準における対象（「しずく」）の現出は、メルロ＝ポンティによると、現実に知覚された事物の射影ではなく、「仮象（「雨の悪魔」）」から構成されている。この仮象は、極めて直接的に、人間の行動と結びついている（「受肉」）。つまり、一見すると客観性を欠いているように見える事象も、主体の行動を構造化する契機（「受肉」と「現前」）を内包しているのである。ここから、メルロ＝ポンティによる分裂病の分析の意義は明らかである。彼は、健常者が気づくことのない行動の現象学的構造ではなく、健常者が正常に知覚できないものの、その行動を触発し続ける可能的な要素（病、夢、神話）を取り出そうとしているのである。

『知覚の現象学』第一部のシュナイダーの症例分析から、「性的存在としての身体」を経て、第二部にいたる過程において、メルロ＝ポンティは、病的現象へのアプローチの方法を変更している。彼は、シュナイダーの症例を分析することで、健常者が生活のなかで必ずしも注意を払わない、行動の現象学的な基盤（知覚、身体、時間、等々）を発見した。これに対して、分裂病の分析は、物を知覚できなくなった患者の行動の構造から、現象学の新たな概念（夜の世界、仮象、身体の収縮と膨張）を抽出しようとしている。

確かに、この路線変更は、議論の不整合を生み出しているかもしれない。ところが、この二つの方向性は、現象学が病的な現象にアプローチする上で、一つの指針を提示していると言うこともできる。一つ目のアプローチ（シュナイダーの症例分析）により、現象学の既存の諸概念を証明することが可能となる。これは、本書が最初に提示した〈方針3〉――患者の行動の分析は、現象学の諸概念を証明する方法となる――に対応する。

二つ目のアプローチ、つまり分裂病患者の行動の分析により、知覚に立脚した生活から隔たった体験の構造（「収縮」、「夜の世界」、「幻影」）が明らかとなる。これにより、現象学の諸概念は、知覚からその外部へと拡張される。『知覚の現象学』以後のメルロ＝ポンティが重視するのは、この二つ目のアプローチである。一九五四―五五年のコレージュ・ドゥ・フランス講義では、この方向性から、間主観性と身体概念の拡張が企図されている。晩年の一九六〇―六一年講義で、彼は、クロード・シモンの作品（『風』）の登場人物（モンテス）の奇怪な行動に注目することで、現象学的な時間論と空間論の新たな展開を試みている。以降の章では、この二つの分析を検討してみたい。

第三章　ヒステリー――『受動性講義』における症例ドーラ

1　メルロ＝ポンティのヒステリー分析

一九五四―五五年度の『受動性』と題された木曜日の講義（以下『講義』）で、メルロ＝ポンティは、一八九九年にフロイトが治療にあたった、ドーラの症例（ヒステリー）に言及している。[52]ヒステリーを扱った一連の研究のなかで、フロイトは、患者が意識的に「知覚」（GW-V, 219/70）

（52）　現代の精神疾患の分類（DSM）では、ヒステリーという用語は存在しない。その症状は、DSMによると、解離性障害、転換性障害、身体表現性障害、等々に分類される。メルロ＝ポンティの『講義』の時期は、しかしながら、ヒステリーという語が通用していた時代であったので、彼の議論の時制と作品のオリジナリティーを尊重するために、ここではこの用語を使用する。

した事柄ではなく、時間の流れに抗う形で「抑圧された思考」（*ibid.*）を、夢の分析から解明しようとする。ここでの分析対象は、患者の身体上の症状（「身体的部分」（GW-V, 214/64））よりも、むしろ症状として固定される以前の「心的な部分」（*ibid.*）となる。

『講義』のなかで、メルロ＝ポンティは「無意識や記憶の理論は、知覚的な秩序への〔…〕参照によって更新されるべきである」（Notes 1954-1955, 218）と述べ、無意識における知覚行為の重要性を主張している。さらには、知覚する人間の「身体」、その根本的な構造である「時間」（『講義』では「想起」と「忘却」）をフロイトの分析に導入する。ジャン＝ベルトラン・ポンタリスが指摘しているように、無意識の領野に、現象学の諸概念（「知覚」、「身体」、「時間」）を導入するメルロ＝ポンティの試みは、フロイト学説の一般的な理解から逸脱している（Pontalis 2008, 255-278）。しかし、この試みをフロイトの学説の曲解と単純に看做すだけではなく、その意図と射程を考察するのも重要な作業である。ドーラの症例に関する分析は、本書が最初に課題として示した、現象学における病的現象の位相を考察する上でも、重要なテクストである。こうした視点から、本章では、メルロ＝ポンティによるドーラの症例解釈を検討する。

2　症例ドーラ

2-1　病状と周辺

『講義』において、メルロ＝ポンティはドーラの症例分析における第Ⅰ節（「病状」）と第Ⅱ節（「第一の夢」）を重点的に論じているので、この部分までのフロイトの議論を簡単に見てみたい。ドーラは八歳以来神経性の諸症状に苦しんでいた。主要な症状は咳の発作と失声である（GW-V, 185/29）。前者は、彼女がフロイトのもとに治療を受けに来た一八歳の時も続いていた。今日の分類で説明するなら、彼女の症状は、ビンスヴァンガーの失声患者と同じく、心の問題が身体症状に転化された心身症と診断されるだろう（フロイトは「小ヒステリー」（GW-V, 182/24）と呼ぶ）。

フロイトの分析が秀抜であるのは、これらの症状を取り扱う上で、ドーラと家族および周辺の人々との関係を考慮している点である。ユダヤ系であるドーラの家族は、父母と兄で構成されている。(53) 父は繊維業で成功しており、ウィーンでフロイトとも知己を得ていた。(54) 兄（オットー・バウアー）は聡明な人物で、後に有名な社会民主主義の政治家となる。家族は同じB（メラーン）という町に暮らすKという家族と懇意にしていた。最初は、ドーラもこの家族と良好な関係を築いていた。彼女はK夫人（ペッピーナ）の二人の子供を親切に世話し、K（ハンス・ツェレンカ）はドーラに宝石箱を贈ったりもした（GW-V, 231/86）。

ところが、フロイトの治療を受ける頃には、ドーラは、K家族とそこに住み込みで働く女性の家庭教師に嫌悪の感情を抱くようになっていた。直接の原因は、フロイトによると、まず、L（ガル

---

(53) 以下、ドーラ、彼女の家族および周辺の人々、地名に関する情報は、パトリック・J・マホーニーの研究（Mahony 1996）と全集版邦訳の編注と解題（四三三―五〇七ページ）を参考にした。

(54) アーネスト・ジョーンズとマホーニーの指摘を参照（Cf. Jones 1953, 362, n. (h) ; Mahony 1996, 4-5）。

ダ湖畔の保養地）におけるドーラの父親とK夫人の不倫（GW-V, 194-195/40）である。次に、一四歳のドーラの唇を強引に奪い（GW-V, 186/30, ドーラの主張）、Lでもドーラの寝室に侵入しようとしたKの存在である（GW-V, 227-228/81, これもドーラの主張）。

2-2 夢の分析

こうした病状の原因を解明する上で、フロイトは患者の見た「夢」に注目する。「ある心的素材がもつ内容によって活性化された抵抗のため、意識から切り離され、抑圧され、それゆえ病因となってしまったほかならぬその心的素材を、どのようにして意識へと到達させることができるか」（GW-V, 172-173/13-14）。ある出来事が、経験主体の心の内部であまりに大きなインパクトを持つ場合に、主体はこの過剰な経験（「心的素材」）を自分の意識の内部に保持しきれなくなる。この素材は意識下に抑圧され、神経症の病因を構成する。この心的素材は、かたや、「夢」のなかでは、抑圧を「迂回」（GW-V, 173/14）することができる。この素材は抑圧を免れ、睡眠中の主体の生活に現れる。つまり「夢」は、覚醒時には意識に上ることがなく「（抑え込まれ、抑圧された）欲望の、（偽装された）成就」（GW-II/III, 166/214）なのである。覚醒中の患者において、病因は意識下に抑圧されているので顕在化しない。これに対して、睡眠中の患者の生活では、抑圧され病因となる以前の心的素材が、「欲望」という形で顕在化する。夢は覚醒時に抑圧された生活の「意味」（GW-V, 230/84）を形成しているのである。

ドーラの症例を分析するにあたり、フロイトは夢に備わる二つの側面を方法上で区別している。

（1）夢の内容は、覚醒時に抑圧されている欲望をそのまま翻訳しているわけではない。後に詳しく見るように、フロイトの分析によると、彼女の夢に現れる「宝石箱」は、確かに女性の生殖機能を指し示している。しかし、夢のなかで火の只中にある宝石箱は、フロイトが分析するには、覚醒時のドーラにおいては濡れた生殖器と対応する（GW-V, 234/90）。夢が覚醒時に抑圧された事柄を表現しているとしても、二つの生活状況は「火」と「水」（*ibid.*）という正反対の状況に位置づけられるわけである。このことを『夢解釈』の表現に従って説明するなら、患者がある「夢」（「潜在的な夢内容」GW-II/III, 140/181）を言語で再現した時、当の再現された「夢」（「顕在的な夢内容」*ibid.*）はすでに「歪曲」（GW-II/III, 146-147/189-190）されているのである。

（2）夢は、二つの参照軸（「二本脚」GW-V, 233/88）を備えている。一つは「現在のきっかけ」（*ibid.*）である。これは患者が日常生活でさしたる印象を受けることなく見たり触れたりしている事柄の堆積である。[55] もう一つは「幼年期の出来事」（*ibid.*）である。この「出来事」は患者が成熟した年齢を迎えた後も「重大な結果」（*ibid.*）として患者の意識の背後に残される。

（55）夢においては、日中に経験された些細な出来事の方が、重要な出来事よりも頻繁に現れることをフロイトは『夢解釈』の前半で指摘している。「夢は、覚醒時の記憶とは異なった原理に従って選択を行う。すなわち夢は本質的で重要なことではなくて、副次的で顧みられないことを想起させる」（GW-II/III, 170/218）。

2-3 ドーラの夢

フロイトの夢理論を念頭に置いて、これから、ドーラの夢を検討してみよう。彼女が繰り返し見た最初の夢は次の通りである。[56]

第一の夢。ドーラはつぎのように語った。「ある家が火事になっています。父親はわたしのベッドの前に立っていて、わたしを起こしています。わたしは急いで服を着ます。母は自分の宝石箱を持ち出そうとぐずぐずしていますが、父はこう言います。『君の宝石箱のために僕や二人の子供たちが焼け焦げるような目には遭いたくない』と。わたしたちは下の階に急いで降ります。そして外に出るとすぐに目が覚めるのです」(GW-V, 225/78)。

湖畔の保養地で、Kがドーラの寝室に侵入した直後に、彼女はこの夢を見た(GW-V, 227/80-81)。先に見た夢の二つの参照軸(「現在のきっかけ」と「幼年期の記憶」)という観点から、フロイトは「宝石箱」に着目している。

一つ目の軸から説明するなら、「宝石箱」は、Kがドーラにプレゼントした宝石箱に結びつく[57](GW-V, 231/86)。つまり「宝石箱」はKとの関係を暗示しているのである。

二つ目の軸(幼年期の出来事)は、フロイトが説明するには、「宝石箱」をドーラの幼年期における性的機能の問題に接続する。このことを立証するためにフロイトはドーラの癖に注目する。ドーラはポシェットを空け閉めしつつ、そのなかに指を入れる癖を持っていた(GW-V, 239-240/96)。フロイトが主張するには、この行為は自慰行為を暗示している。[58] つまり性的な欲望という「無意識的な思考」（GW-V, 239/96）を代弁しているのである。フロイトが、幼年期のドーラの夜尿とその後のカタルの症状から推測するには（GW-V, 241-242/99-100）、この自慰行為の暗示は、ドーラ本人が意識して思い出すことのできない、幼年期の性的傾向に遡る。ドーラの携えていたポシェットは、このように見ると、「まさしく性器を表しており」（GX-V, 239/97）、箱としてのポシェット（「《箱》、《円管状容器》[59]」GW-V, 240/98）は、まさに夢のなかの「宝石箱」に関連する。「宝石箱」は、夢の第

(56)『講義』におけるメルロ＝ポンティは「第一の夢」を重点的に分析しているので、「第二の夢」に関する議論は割愛する。
(57)「宝石箱」に入る「宝石」という視点に議論を拡張するなら、かつてドーラの母親が滴の形をした真珠の耳飾りをめぐって父親と諍いをおこしたエピソードも「宝石箱」は含意している（GW-V, 230/84）。
(58) マホーニーは、ドーラの周辺の緻密な調査により、幼児期の自慰行為（さらにはカタル）の存在に疑問を投げかけている（Mahony 1996, 5-6）。本論では夢の分析との整合性を考慮した上で、カタルに言及する。
(59) フロイトは、『夢解釈』の時期にも、類似したケースに同様の解釈を施している。「別の女性患者からも類似の夢を聞いたことがある。〔…〕分析のなかで彼女が思いついたのは、その前日の集まりで、英語の『《箱》』という言葉が話題になって、それに当たるいろいろなドイツ語の訳語がとりざたされたことであった。箱、桟敷席、びんた、などである。同じ夢の他の部分からさらに分かったのは、彼女が英語の『《箱》』はドイツ語の『小筐』に似ていることに思い当たっていたこと、またこの『小筐』は女性器の俗語として用いられることが想起されたことであった」（GW-II/III, 159-160/206）。

二の軸から説明するなら、ドーラが幼年期に持っていた性的傾向と欲望に遡るわけである。

2-4　同一化

では、このように解釈されたドーラの夢は、彼女の症状とどのように関わっているのか。フロイトは「同一化」という概念からこの問題を説明する。『夢解釈』によると、「同一化というのは単純な模倣ではなくて、同じ病因があるという主張を根拠にした私物化」（GW-II/III, 155/201）である。ある人物が同じ特徴（この文脈では「病因」）を備えていることから、その人物が、まるで自分と同一人物であるかのように（「ちょうど〜のように」*ibid.*）振る舞う行為が同一化である。

ドーラの同一化は、まず、父親に向けられる。ドーラの父親は若い時に性的疾患に罹っており、カタルの責任を彼女は父親に押し付けた。夜尿とカタルに併発する咳の発作の原因も、肺を病む父親に押し付けられた（GW-V, 245/104）。一見すると、ドーラは憎悪から父親を非難しているように見える。しかし、フロイトが説明するには、ドーラは自分が持つあらゆる症状の原因を説明する際に、父親を参照している。つまりドーラは父親の病歴を非難しているのではなく、それを「模倣」（GW-V, 245/104）しているのである。こうした模倣は、幼年期以来ドーラが父親に抱く恋着（sehnsuchtig, cf. GW-V, 243/101）を指し示している。この意味において、彼女がK夫人と良好な関係を築いていたのは、K夫人を尊敬していたからではなく、K夫人が恋着の対象である父親の一部に属していたからである。つまり「K夫人と同一化すること」（GW-V, 246/105）で、彼女は父親への欲望を象徴的に充足させているのである。

それでは、この同一化の現象はどのようなプロセスを経て生じたのか。ドーラの同一化には、もう一つの方向がある。Kである。フロイトがドーラに語るには、「Kさんはあなたに宝石箱を贈りました。ですからあなたも、Kさんに宝石箱を贈らなければなりません。それでわたしは先ほど、『見返り』という言い方をしたのです。この思考の系列においては、お母さんをK夫人に置き換えることができるでしょう。〔…〕つまり、あなたは、Kさんの奥さんがKさんに対して拒んでいるものをKさんに進んで贈ろうとしている、ということになります」（GW-V, 232/87）。夢のなかの「宝石箱」は、フロイトが夢の歪曲理論から説明するには、Kがプレゼントした宝石箱に対する「見返り」を、本来は指し示している。さらに夢のなかのドーラの「母親」は、ドーラによる歪曲（「夢の歪曲」）であり、本来はK夫人を指し示している。現実の生活において、K夫人はドーラの父親と不倫関係にあり、夫であるKとの性的関係を拒んでいた。つまり、夫人は「宝石箱」（生殖機能）を夫に提供することを拒んでいたのである。ドーラが意識下に抑圧していた欲望は、彼女が夫人に代わって、自らの性（宝石箱＝生殖器）を、Kに「見返り」として提供する行為を意味している。このようにドーラはKを憎んでいるのではなく、昔から愛の感情を持っていたことを、フロイトは夢の第一の軸から提示する（GW-V, 232/87）。

ところが、湖畔の保養地Lで、Kがドーラの寝室に侵入しようとした事件は、彼女が父親に再び同一化を行うきっかけとなる。「Kさんに対する愛からご自身を守るために、お父さんに対してもっていた古くからの愛を呼び覚ましたわけで、夢はそのことを再確認している」（GW-V, 232/87）とフロイトはドーラに説明している。Kに対する愛の感情は裏切られ、「心的外傷」（GW-V,

185/29）が残された。この過程において、父親への「古くからの愛」が呼び覚まされた。「父親のもとへ逃れようという決意は深められて無意識に届き、夢はその決意を、父親がわたし〔ドーラ〕の危険を救ってくれるといったドーラの欲望の成就が示される状況に変えたのである」（GW-V, 252/113）。ドーラは傷つき、Kを恐れるようになった。それと同時に、父親に対する幼年期以来の「恋着」が、トラウマ（「心的外傷」）に対する防衛手段として、呼び覚まされた。そして、父親が所有するあらゆる事柄（性的疾患、咳、K夫人）に過剰に移入（「同一化」）しようとすることで、ドーラはヒステリーの症状を起こしたのである。

このことから身体面における症状（咳）の位相も明らかである。すでに見たように、咳は父親の持病である。このことは、ドーラが咳を発する度に――つまり、父親の所有物（持病の咳）を自分のものだと考える（「同一化」）度に――、父親への恋着が、意識の内部に、呼び覚まされることを示している。咳から生まれる刺激は、「興奮したリビドーが表現されるのにうってつけなのである」（GW-V, 245/104）。このように見ると、ドーラのヒステリーの諸症状は、Kに対する愛の感情がトラウマに転換した時に呼び覚まされた、父親への過度の恋着（「同一化」）が大きな要因となっていることが理解される。

3 『受動性講義』における症例解釈

3-1 対人関係のシステムとしての同一化

『講義』のメルロ＝ポンティは、フロイトが提示した「同一化」の現象に注目している。ドーラが、「彼女の父親を愛することは、したがって、彼が愛する事柄を愛していることを［意味している］。〔…〕ゆえに、K夫人に対する愛は〔…〕ドーラの父親への愛情に何ものかを負っているわけである。また、父親を愛すること、［それは］K夫人と同一化することなのである」（Notes 1954-1955, 239）。ドーラがK夫人に向ける愛憎の感情は、二人の個別の関係を指し示しているだけではない。この関係のなかには、ドーラの父親に対する恋着の感情も示唆されている。メルロ＝ポンティは、「同一化」の現象のなかで示唆される特殊な間主観的状況を、次のように記述している。

問題は自我‐他者ではなく、自我‐他者たちのシステムであり、ゆえに両者が対自的に差し向かう状態ではない。つまり、他者は、ある第三者に属する対他存在なしには存在しないし、そこに結ばれているのである。そして他者は、他者たちのなかでの対他存在なしには存在しないのだ。ここから一般性が生じるのであり、それは、二つの絶対的な〔時間の〕流れが互いに圧迫し合う状態のことではない。他者たちがいるのではなくて、彼らとの関係と差異化があるのだ（Notes 1954-1960, 240）。

ここで問題となる対人関係は、「自我」（ドーラ）と「他者」（父親、K夫妻）の一対一（「差し向かい」）の関係ではない[60]。なぜなら、メルロ＝ポンティが指摘するには、自我が他者を知覚する時に、その知覚行為のなかには、自我でも他者でもない「第三者」が介入するからである。

この文脈で提示されている対人関係論は、フッサール現象学における間主観性理論と対比するとより明確になる。フッサールは、自我と他者の一対一の関係（「対化（Paarung）」cf. Hua. I, 184）を主張する。自我の知覚できる領野に、自我に備わる性質では説明されない他者が出現することで、対人関係は成立する（Hua I, 143）。

これに対して、メルロ＝ポンティがドーラの症状から説明するには、彼女（自我）のK夫人（他者）に対する愛憎の感情は、その背後に、父親（「第三者」）への恋着の感情を含意している。父親に対する恋着の背後には、Kに対する嫌悪の感情が含意されている。一対一の関係そのものではなく、当の関係のどちらの事項にも属さない要素の介入を、メルロ＝ポンティの対人関係論は重要視しているのである。ドーラの父親に対する恋着関係、K夫人への愛憎、等々の一対一関係は、したがって、「他者たちのシステム」を経由して構成された、表層的な現象にすぎない。自我、他者さらには第三者も含む「相互作用」（ibid.）のなかで「強調された側面」（ibid. K夫人への愛憎の感情）と「隠された側面」（ibid. 父親への恋着）を判別する作業が、ドーラの症例を理解する上で重要となることを、メルロ＝ポンティは主張しているのである。

こうした対人関係（「他者たちのシステム」）において、ドーラは周辺の人々との悪化した関係に苦しんでいるのではない。ドーラの苦しみを、メルロ＝ポンティは次のように記述している。「私は他者以上に絶対的な存在ではないし、私は他者たちの間のあらゆる苦しみに属しており、私はそこで同一化によって苦しんでいる。私は彼らなのだ」（ibid.）。自我（ドーラ）が他者の苦しみ（父親の病歴）を過度に引き受ける場合に、対人関係における自我の存在は過剰となる。自我存在が過剰になると、「他者を知覚している何者かが属する立場そのものが、その何者かが他者のなかで自分を見ているような立場」（Notes 1954-1955, 245）へと変形する。つまりドーラは自己の意識や考えに従って自分の周囲の人々を見ているのではなく、周囲の人々の立場（「その何者かが他者のなかで自分を見ているような立場」）を通じて自らの行動を規定している。その結果、「父親に対する非難」は、自己の意識の内部で処理されずに、直ちに「自己に対する非難」（ibid.）に転化する。そして、このように自己と他者の境界が希薄となることで、彼女の意識は倒錯した状態（「転倒した意識」ibid.）となる。フロイトは「同一化」の現象をドーラの主要な病因の一つと考えた。これに対して、メルロ＝ポンティは同一化を対人関係という視点（自己、他者、第三者）から捉え直し、他者までを自己の一部と考える過剰な自我存在を、ドーラの症状の病因と考えているのである。

（60）　対人関係もしくは対象関係を、一対一の対称関係（«face-à-face», «tête-à-tête»）から説明する立場を、メルロ＝ポンティは、多くの著作で批判している。とりわけ、次の著作を参照（Cf. PhP, 344/140［2］; AD, 211/208）。

3-2 器質性の解釈

『講義』におけるメルロ＝ポンティは、対人関係のなかで各人が有する「身体」の特殊な役割にも注目している。ドーラの身体面における主要な症状である失声および咳の発作は、すでに見たように、幼年期における彼女の性的な傾向（Kへの愛情とその後の父親への恋着）を呼び覚ます（GW-V, 245/104）。器質上の出来事は、身体面の症状を表しているだけではなく、心的な水準における事柄（幼年時代以来の父親への恋着）を思い出す機会にもなるのである[61]。この身体の機能を、メルロ＝ポンティは次のように説明している。

幼児期の想起を通じて、現実のドラマは幼児期のドラマ（「二本脚」の上に立つ夢）への反響と、そのドラマが根を下ろす、最も隠された身体上の性への参照を呼び覚ます。しかしこのことは、原因でも結果でもない。それは〔…〕、砂粒である[62]。その砂粒の上で貝は時間をかけて真珠をつくる。性が普遍的な存在と意味づけられるのは、性が、自らの身体を通して、早熟にも愛を向ける意識上の存在に属しているという理由からのみである。したがって、最も一般的な定式は、身体性なのである。すなわちある自由の受肉する作用なのだ（Notes 1954-1955, 242）。

器質上の出来事（咳）が抑圧された幼児期の出来事を呼び覚ます（「幼児期の想起」）。このプロセスは、メルロ＝ポンティによると、生理的・器質的な現象（偏頭痛、咳）から心的現象（抑圧された幼児期の性的傾向）への移行だけを意味してはいない。なぜなら呼び覚まされた「性」は、抑圧された心的な事柄（「心的素材」GW-V, 172-173/13-14）だけではなく、「身体的」な事柄でもあるからである。

ここで問題となる「身体」は、患者が現在という時制において所有する身体ではなく、幼児期という過去の時制において患者に属していた「身体」である。さきほど見た引用から説明するなら、この特殊な「身体」は、ドーラの幼児期の性生活が「受肉」した姿である。そして、このように幼児期の諸特徴が象徴化された「身体」を媒介として、彼女は、愛する対象（「早熟にも愛を向ける意識上の存在」）と特殊な関係（「恋着」、「同一化」）を築く。フロイトが器質上の問題を精神生理学的なプロセス（「純粋な心的興奮の身体的なものへの変換」cf. GW-V, 213/64）と考えていたのに対して、メルロ＝ポンティは、このプロセスのなかの「身体」のあり方に注目するのである。

（61）立木康介の指摘は、このことを的確に説明している。「ヒステリー患者を煩わせ、周囲の目にも止まり、もしも分析治療をはじめるとなればとうぜんその出発点となるべき症状、すなわち、その意味で可視的であり、知の対象となっている身体の不具合は、その下にもうひとつ別の『知』を隠している」（立木 2007, 160）。神経症における身体の位相に関して、本論は、立木の指摘（『精神分析と現実界』第六章）に多くを負っている。

（62）「砂粒」はフロイトが用いた表現。「その〔咳としわがれ声の「決定因」の〕最下層では、器質的な条件に基づく現実の咳嗽刺激の存在が想定される。それはすなわち、貝が真珠を作るときその核となる砂粒のようなものである」（GW-V, 245/104）。

4　身体と記憶

4-1　身体の機能

ドーラの症例解釈の後半部分で、メルロ＝ポンティは無意識の水準における「身体」と「記憶」（Notes 1954-1955, 249-258）を詳しく説明するようになる。

> 何物かを想起することは、その何物かに到達する仕方を想起することである。ところで、すでに見たように、そうしたことは身体によってなされる。ゆえに、それは身体であることのある確かな仕方を想起する行為なのである（Notes 1954-1955, 253）。

ある出来事が思い出される際に、当該の出来事だけが想起の対象となるわけではない。当の出来事を経験した者が、その場に立ち会った状況（「到達する仕方」）も想起の対象となる。経験主体は、想起の対象だけを思い出すのではなく、主体がその当時に有していた身体が、当の対象に対して取っていた態度や距離感（「身体であることのある確かな仕方」）も思い出すのである。経験は認識の水準のみならず、身体行動の面においても記憶される。身体は器質的な条件だけでは説明されない独自の働きを備えている。このことは「性」に関するメルロ＝ポンティの以下の解釈からも明らかである。

それ〔性〕が提起する問題（その問題を解決することの関心）は、いかにして、ある生が別の生に入り込み、後者が前者を受け入れうるかを知ることにある。性愛が普遍的な仕方で象徴化され、あらゆる人間的な活動に関わってくるのは〔…〕以下の理由からだけである。つまり、性愛はそれ自身、受肉、身体性、他者との肉的な関係を、最も高次の地点において、象徴化しているという理由からだけなのである（Notes 1954–1955, 246）。

メルロ＝ポンティは、性的な行為を生殖機能（「性愛」）とは異なる水準に位置づけている。仮に、性的な行為が自然のプロセス（「自然の機能」*ibid.*）に属するものならば、ある者が他の者を愛する行為は、生殖機能を媒介にした行為に限定されるはずである。こうした生理学的な考え方に反して、「性愛」は、メルロ＝ポンティの指摘によると、その主体の身体が、他者の身体との間に築く関係（「肉的な関係」）を「象徴化」している。メルロ＝ポンティは、自発的に他者へと働きかける「身体」を、外部対象として私が動かす身体ではなく、「私はできる（Ich kann）」（Notes 1954–1955, 244 ; Hua. IV, 152）という極めて自発的な特徴を付与された「身体」として記述する。

この文脈で問題となる身体機能（「私はできる」）は、フッサールの身体論に由来するので、彼の身体論を簡単に見てみたい。彼は、この水準における身体を「生き生きとした身体（Leib）」（Hua. IV, §36）と呼ぶ。彼が提示する例でこれを説明してみよう。例えば、右手で左手に触れる場合に、左手は、そのものとして、触れられる対象である。しかし、この左手は、右手に触れられている事実を感知する。この時、触れられている身体は、刺激の受容器という身分を捨て、そこで起きている感性的な経験を感知しようとするのである。「物理的な物質が豊穣となるのではない。それは、生き生きとした身体となり、それは、感覚するのだ」(Hua. IV, 145)。この水準で、外部世界の一物質であったはずの身体が、「生き生きとした身体(Leib)」に形を変える。この極めて現象学的な身体から生まれる行動は、知覚主体が現在見たり触れたりしている経験、さらにはその余韻(Hua. IV, 146)によって図式化されている。そして、この「身体」の働きにより、運動主体の行動は、自然にそして自発的に達成される。こうした手続きを経て、「わたしはできる」という身体の機能は成立するのである。

このように、フッサールは、身体機能を、現実の感性的な経験とその後に残された余韻に限定している。これに対して、メルロ＝ポンティは、この身体の機能は、感触や余韻を超えて、無意識の水準にまで浸透していると主張する。

イメージの無意識的な喚起は必要とされない。なぜなら、あらゆる間人称的な(interpersonnel)知覚野は、身体性という関係の生地であるからだ(Notes 1954-1955, 244)。

ドーラの症状からこのことを説明するなら、父親への「同一化」、周囲(K夫妻、家庭教師)への激しい好悪は、すでに見たように、幼年期における彼女の父親への欲望に由来する。メルロ＝ポンティが指摘するには、これらの無意識の出来事がイメージされ、思い出されることにより、彼女のヒステリーが生じるのではない。身体の機能（「わたしはできる」）が、ドーラの幼年期――そしてそこで展開されたはずの妄想にも等しい父親への恋着感情――に浸透しているので、咳の発作（愛する父親の模倣）が起きるのである。

このように見ると、ドーラの器質的な問題は、幼年時代の性的な傾向を呼び覚ますだけでないことは明らかである。幼年期の性的な傾向のなかで、当時のドーラの身体が形成していた（存在するかどうかも定かではない）「姿勢」および「立場」も、現在の身体上の諸症状（咳、失声、等々）を通じて、呼び覚まされているのである。想起の対象は、ゆえにメルロ＝ポンティが主張するには、心的な事柄に属する性的な傾向だけではなく、幼年期の身体の「実践的な図式」（Notes 1954–1955, 249）も含むわけである。

4-2 想像上の身体

この身体論がメルロ＝ポンティの現象学のなかで占める位置を検討してみよう。本書の第二部で検討した幻影肢の現象を思い出してみたい。この現象のなかで、患者の身体行動は、非実在的な要素によって図式化されていた。ただし、この要素は、切断された四肢が存在していた時期の記憶、切断の瞬間、手術前後の切断面、等々の形で、容易に特定される。

これに対して、ドーラの身体行動（咳、失声、等々）は、幼年期の父親への欲望（同一化）から図式化されている。父親への恋着は妄想にも等しい記憶であり、それが実在したのか、それとも単なる架空の出来事であったのかは、客観的に特定されがたい。身体の機能（「私はできる」）が、微細で、想像的とも言える水準にまで浸透している事態を、メルロ＝ポンティは、ドーラの症例解釈から提示しているのである。(63)そして、この点においてこそ、『講義』の議論は、『知覚の現象学』の身体論を拡張している。

後年の『見えるものと見えないもの』の草稿部分で、彼は、この身体を「重さのない想像上の身体」(VI, 310/387) と呼ぶ。この「身体」は、過去に抑圧された欲望およびそこから生まれる妄想が受肉した身体であり、現在における感覚、印象、余韻から構成された身体と区別される。そして、この水準における私の身体と他者の身体の関係を、『講義』のメルロ＝ポンティは「間身体性」(Notes 1954-1955, 246) と呼ぶ。

フロイトは、身体の機能が、そのものにおいて、器質的な機能であると考えた。フッサールは、身体が器質的な機能だけでは説明されないと指摘した。こうした理由から、彼は、現実の感覚上の諸経験を引き受け、自発的に動き出す身体の機能(「わたしはできる」)を提示した。これに対して、メルロ＝ポンティは、フッサールの身体論に賛同しつつも、知覚されない出来事あるいは妄想(幼年期の父親への恋着、現在における同一化)のなかで構成される「身体」の機能を提示している。『講義』の身体論は、知覚と実在を超えて妄想と想像に拡張されているのである。

4-3　制度としての記憶

身体論と並行して、『講義』のメルロ＝ポンティは「記憶」の機能に関して独自の考え方を提示している。すでに見たように、フロイトによると、夢を構成する軸の一つは幼年期の抑圧された記憶である。この「記憶」という機能の位相に関して、メルロ＝ポンティは、それが出来事の「保存」（Notes 1954-1955, 247）に限定されない独自の働きを備えていることを主張する。記憶の機能が出来事の保存であるとしたら、私たちは、現在という地点から、過去の出来事を任意に（「任意の素材」*ibid.*）取り出すことができるはずである。こうした記憶の保存という考え方を批判しつつ、メルロ＝ポンティは、むしろ過去の出来事の側が、現在の活動に対して常にある一定の制限をもたらすと指摘する。

症状に関する研究は、物語の全体的な再構成を要請する。しかし、症状のなかに沈殿した物語は、現在の制度のようにあり、撤退した諸々の思い出のようにあるわけではない（*ibid.*）。記憶された過去の出来事は、現在という時制に位置する人間が、自由に取り出せる出来事ではない。反対に、これらの出来事は、彼の現在における活動に対してある一定の影響を及ぼす。つま

（63）サントベールが的確に指摘するように、メルロ＝ポンティは、欲望、妄想、等々、無意識の事柄に受肉した身体という問題を、一九五三年の講義（『感性的な世界と表現の世界』）から主題として論じるようになる。「とりわけ、一九五三年講義以前のどの草稿も、身体図式の関係論的でリビドー的な次元に触れてはいない」（Saint-Aubert 2011, 12-14）。このように見ると、一九五四―五五年の受動性講義における身体論は、まさに、欲望、妄想に受肉した身体という問題系に属することが理解される。

り、それは行為の「制度」となっているのである。すでに見たように、ドーラの症状（咳の発作、偏頭痛）は、彼女の幼児期の性的傾向を呼び覚ます機能を備えている。さきほどの引用からこのことを説明するなら、彼女を今苦しめる咳の発作が、幼年期の想起の「原因」（Notes 1954-1955, 242）となるのではない。反対に、後者が前者を症状として固定化（「制度化」）していることになる。身体上の諸症状は、記憶されたかすら定かではない過去の出来事が、現在の行為にある一定の制度として介在することにより、成立するのである。

4-4　殺到する想起

こうした記憶に備わる独自の働きを、『講義』の終盤のメルロ＝ポンティは「過去の自己所与性」と呼ぶ。

問題は逆転するのだ。われわれに対して過去を存在させているものは、もはやイメージの保存や意識に結びついた原理的な回顧能力ではない。ある思い出が忘却を脱出する時に、われわれは過去の自己所与性（*Selbstgegebenheit*）を有している。そのためにも、当該の思い出が忘却から脱することが必要となる。しかし、前者は後者のもとにあることも必要なのである（Notes 1954-1955, 256）。

この箇所で、メルロ＝ポンティは、過去の出来事が忘却の状態を脱出し、意識上に生じる現象に言及している。現在の私の意識が、保存された過去の出来事を任意に取り出すのではない。むしろ過去の出来事は、忘れられた状態（「忘却」）から思い出される対象へと、独自の仕方で移行（「脱出」）する。過去の経験が、現在の意識の働きによって制約を受けずに、独自の仕方で想起の対象に形を変える現象が、メルロ＝ポンティの言う意味での「過去の自己所与性」である。

ところで、過去の出来事が意識の内部で想起の対象となるプロセスは、過去の出来事が、明確に志向される対象となる事態だけを示していはいない。なぜなら、メルロ＝ポンティが指摘するには、過去の出来事は、思い出された後も、「忘却」の状態になお関わっているからである。過去の出来事が思い出される際に、想起の対象となる当該の出来事は「忘却のもとにあることも必要」なのである。

この指摘は、想起の作用が、過去の出来事だけではなく、当該の出来事が「忘却」されていたという事実にまで及ぶ事態を示している。フロイトに言及しつつ、メルロ＝ポンティはこのことを次のように説明している。「フロイトを参照すること。われわれが過去を到達することができず、また動かないものとしてしまうのは、過去を忘却のなかに押しやることによってである」（Notes 1954–1955, 256–257）。人間が今思い出すのを敢えて回避するような出来事を、メルロ＝ポンティは「忘却」と考えている。忘却された出来事が思い出される際に、想起の作用は、過去の出来事だけでなく、主体がその出来事を敢えて隠蔽していたという事実にまで及ぶ。つまり過去の出来事だけでなく、当の出来事が忘却されていた事実も想起の対象に含まれるわけである。ゆえにメルロ＝ポンティは、忘却を記憶と対立する概念ではなく、「忘却として、ゆえに秘密の記憶として自らを開示する忘却」（*ibid.*）と呼ぶ。

メルロ＝ポンティの想起論からドーラの症例を説明するなら、彼女の咳の発作は、過去の出来事（幼年期の性的な傾向）を象徴的に表現しているだけではないことが指摘される。彼女がその出来事を、意識や注意が及ばない水準（「無意識」）に押しやっていた事実も呼び起されていたのである。本来は想起の対象として扱うことが望まれない出来事が、器質上の刺激（咳、失声）を通じて、不意に呼び覚まされる。抑圧された状態から意識上に戻ってきた記憶は、ドーラの意識内の時間の流れ（flux）に抗う形で、現在の彼女の意識に「殺到（afflux）」（Notes 1954-1955, 249）する。時間の連続的な流れは、抑圧された経験の突然の回帰により阻まれ、彼女の意識は「転倒」（Notes 1954-1955, 245）した状態に陥る。ここから、ヒステリーが症状として形成される。時間の流れは、フッサールが考えていたように、流動的かつ連続的な流れ（flux）だけでは説明されない。経験は、この流れに統合され、保存されるだけではない。当の流れを混乱させるような要素（抑圧された経験の回帰）が、人間の意識の内部を流れる時間に介在する事態を、メルロ＝ポンティは指摘しているのである。

こうした理由から、彼は、『講義』のなかで、忘却が記憶の保存と対立するのではなく、「私のうちに一つの傷のように針を植え付ける忘却」（Notes, 1954-1955, 258）と言う。「記憶」およびそれに固有の場である「忘却」が、時間の流れに回収されない、独自の働きを備えていることを主張することで、メルロ＝ポンティはドーラの症例解釈を終える。

『講義』におけるメルロ＝ポンティは、ヒステリーという病的現象のなかから、現象学の諸概念（知覚、身体、間主観性・身体性、記憶）の新たな側面を提示している。対人関係（同一化）の枠組みにおいて、自我の存在密度は、他者が見えなくなるほどに「過剰」となる。生き生きとした身体の機能（私はできる）は、現在の感覚や余韻に立脚した身体行動ではなく、経験したのかどうかもわからない幼年期の記憶、妄想、等々により図式化された身体行動を作り出す。この時に、抑圧された諸経験は、器質上の刺激を通じて、現在の意識に「殺到」する。これらの現象は、明らかに、現象学の主要な概念——対人関係、身体、時間性、等々——の新しい側面を提示している。メルロ＝ポンティは、症例の分析を通じて、既存の現象学の諸概念を確認するのではなく、これらの概念を、病的な状況も含めたより広範な展望のなかで、発展させようとしていたのである。この点に、彼の病的現象へのアプローチとその方法の深化が確認できる。

第四章　文学表現における病的現象——メルロ＝ポンティとクロード・シモン

1　メルロ＝ポンティとシモン

1‐1　晩年のコレージュ・ドゥ・フランス講義

クロード・シモンは、一九八五年にノーベル文学賞を受賞した、二〇世紀のフランスを代表する作家の一人である。処女作の『ペテン師』（一九四五年）から第七作目の『フランドルへの道』（一九六〇年）まで、メルロ＝ポンティは、当時出版されていたシモンの全作品に目を通し、作家と私的に手紙のやりとりもしている。晩年（一九六〇―六一年度）の木曜講義（「デカルト的な存在論と今日の存在論」、『講義ノート一九五九―一九六一』、以下『講義』）には、作家本人を招いてもいる。遺稿編纂者のクロード・ルフォールの証言（Notes 1959-1961, 21）によると、メルロ＝ポンティは、生前、『講義』でシモンを論じた回の草稿を、文芸批評雑誌*Genesis*に発表する予定だった。『見えるものと見えないもの』をはじめとして、彼の死後に出版された草稿は数多い。しかし、仮にメルロ＝ポンティが生きていた場合に、これらの草稿で提示されている諸概念のどれを保持し、どれを放棄したかは、死後に残された私たちには、もちろんわからない。この意味で、公刊を目的に執筆された『講義』のクロード・シモン論は、『眼と精神』とならび、後期メルロ＝ポンティの思想を検討する上で、極めて信頼性の高いコーパスである。

メルロ＝ポンティのシモン受容に関して、「クロード・シモンに関する五つのノート」（NCS, 310-316）を論じた優れた研究がすでにいくつか存在している（Duffy 1992, 33-52 ; Pontremoli 1992, 139-159）。しかし、『講義』におけるメルロ＝ポンティのシモン論を扱った詳細な研究は、『講義』公刊から一〇年以上を経た現在においても、ほとんど存在していない(64)。シモンの諸作品がメルロ＝ポンティの思想に対して果たした寄与の解明は、未だ大きな問題として残されている。

1-2 シモンの作品の病理学的な射程

この『講義』のなかで、メルロ＝ポンティは、シモンの『風』（一九五七年）、『草』（一九五八年）、『フランドルへの道』をとりわけ参照しながら（この三作品は、シモンの名を文壇に知らしめた出世作である）、時間、空間、対人関係に関する独自の思想を展開している。

これから詳しく見るように、シモンは、登場人物たちと彼らの周辺のさまざまな出来事を、時間的な前後関係や空間の遠近に縛らずに、自由に配置する。例えば、彼は、同じ段落で、予告なしに、異なる時代の空間描写を挿入する。彼は、人物と出来事を時間と空間の枠組みから解放することで、叙述に効果を与えようとするのである。クロード・シモンの作品を研究するソフィー・ゲルメは、この特殊な語りの効果とその病理学的な側面を、次のように的確に説明している。

彼〔シモン〕が多くの小説で示しているもの、それは苦しみである――抽象的な苦しみではなく、実際に傷ついた肉体のことである。現に、それは、何よりも、苦しむ身体の小説である。歓喜に浸る身体の小説という面があるにしても、苦しむ身体の小説なのである。そうであるから、シモンの小説は、脱臼した骨子を備えているのだ。脊椎の並びは、もはや私たちが慣れ親しんでいたものに合っていない。おそらく、生きられたものではあるが、トラウマのような状況がそこでは喚起されているのだ（Guermès 1997, 9–10）。

シモンの描写対象は、非健常な状況における人間とその身体（「傷ついた肉体」）である。なぜなら、ゲルメが指摘するように、シモンは、描写する人物の経験や出来事を、一種のトラウマに加工し、その水準で、当の経験や出来事を描写するからである。彼の特異な文体は、経験のなかのトラウマとなる成分（異常な「脊椎の並び」）を表現するための手段なのである。この点に、彼の作品の病理学的な性質が確認される（患者の行動は障害であり、シモンの特殊な語りは作品を生み出すという点にお

(64) 唯一の例外は加國尚志の研究であるが、コーパスは『凬』にほぼ限定されている（加國 2010, 161–167）。

いて、もちろん相違もある）。

作中の人物も、私たち一般の読者から見ると病的である。代表的な例は、『風』の主人公モンテスである。シモンは、この人物に、分裂病ないし人格障害の性質を付与している（実際に、モンテスのモチーフは、ドストエフスキー『白痴』のムイシュキン公爵である）。『講義』のメルロ＝ポンティは、以下に詳しく見るように、この人物の奇怪な行動に注目し、そこから独自の現象学的時間論を構築しようとする。このように、シモンの作品は、メルロ＝ポンティにとって、文学作品であると同時に、病理学的な射程を備えてもいるのである。こうした展望のなかで、『講義』のメルロ＝ポンティがシモンをどのように読んだかを、この章では検討する。

2　メルロ＝ポンティのシモンへの視座

2－1　シモンの文体――『フランドルへの道』を中心として

議論を明確にするために、最初に、シモンの作風を確認しておきたい。『フランドルへの道』におけるシモンの文体の主要な特徴は、一文もしくは一段落の長さである。『フランドルへの道』は、一九四〇年、アルデンヌ地方に進軍したフランス軍の一部隊が、ドイツ軍の一斉放火を浴び「敗走」（FL, 16/14）にいたる過程を描いた物語である。壊滅に直面した騎兵・ジョルジュとその周辺の人々（レシャック、イグレジア、ブルム、コリンヌ）の戦前（家族、競馬場、農村の風景、先祖のド・レシャック）、戦中（敗走、捕虜）そして戦後（コリンヌとの関係）の様々な体験が描写されている。(65)

シモンは、これらの出来事を、時間の系列と人物の役割に沿って配置せずに、数頁にわたる一文で同時に描写しようとする。最も明快な箇所は騎兵団の一員として行軍するジョルジュの描写である。「膝と左右の燕麦袋との間のズボンと鞍とがこすれるところでは、じわりじわりとしみこむ一筋の水がすっかり服地を水浸しにしていて、ぬれた布地の冷たさが肌に直接感じられ、道はつづれ折りの登り坂にちがいなくいまでは雨の単調な断続音が四方八方から聞こえるのだった」(FL, 30/28)。この行軍の途中、「ふと柏の木の並木道の奥、窓に多色の色ガラスがはまったあずまやに坐る父の姿が浮かんだが、毎日午後になるとそこで仕事をする彼の父は…」(FL, 31/28-29)という形で、父親と過ごした日々へと、予告なしに、時制と空間描写が切り換わる。また、イグレジアが戦前に見た競馬場の馬群の回想(FL, 141/142-143)は、同じ叙述のなかで、一斉射撃の後に主人を失い敗走する馬群(FL, 147-148/148-149)のシーンに切り替わる。

語り手(シモン)が一つの描写のなかに時制の異なる複数の出来事を、隠喩および換喩を用いながら、順不同に共存させる。[66] こうした文体により、特定の時制に束縛されることなく、複数の出来

(65)『フランドルへの道』における登場人物の配置と構成に関して、ソフィー・ゲルメは簡明な見取り図を提供している。本書の『フランドルへの道』に関する基本的な議論は、ゲルメの解説に多くを負っている(Cf. Guermès 1997, 33-38)。

(66) シモンによる隠喩と換喩の用法に関しては、故松尾國彦の研究に詳しい(松尾 2004, 191-205)。『論集』を提供してくださった松尾夫人に感謝申し上げる。

事を同時に描写することが可能となる。(67) 自然主義の文学が、人物と出来事を生理学的な特徴（遺伝）と物理的な条件（時間と空間）のなかで描写したのに対して、シモンの作品は、こうした制約を外すことで、事象をありのままに描写しようする。彼の作品を、一枚の絵画に例えて説明するなら——パトリック・ロンゲがすでに指摘しているように（Longuet 1995, 30）——、それは、描写対象を時間上の前後関係と空間上の遠近に応じた奥行きによって構築する「スケノグラフィー」ではなく、本来は共存不可能なさまざまな事柄を、同一の「面」に同時に、描写する「イコノグラフィー」（Panofsky 1975, 62）に近いと考えられる。

現在も公刊されている、フランスの伝統ある週刊誌『エクスプレス』の創刊者の一人である、マドレーヌ・シャプサルは、『フランドルへの道』出版後のシモンを取材している。『講義』のメルロ＝ポンティも参照するこのインタヴューのなかで、シモンは自らの特殊なスタイルの狙いと効果を簡潔に説明している。「〔古典的な小説では〕一ページ目で人物が誕生して、一〇ページ目で最初の恋愛があり、云々ということになります。私にとって、時間と持続を訳出することではなく、同時性を表現することが重要なのです」（Entretiens, 166）。それぞれの出来事を、時間の進展に沿って配置するのではなく、一つの文章のなかで同時に描写する作業が、シモンにとって重要なのである。こうした「同時性」により、各人物の複雑な内面から生じる「情緒」（*ibid.*）や「感情」（Entretiens, 167）は、より鮮明に描き出される。反対に、句読点は一文に凝縮された諸々の出来事が生み出す「テンポ」（Entretiens, 168）を切り刻み、リズムを消失させる。ゆえに、シモンが説明するには、句読点は、読みやすさとの兼ね合いにおいて、後から付け加えられるものにすぎない。文章を途切れさせることなく、複数の時代と複数の人間関係を断続的に紡ぎ出す技法が、シモンの作品の大きな特徴である。シモンは、このスタイルを『風』で創始し、『フランドルへの道』において完成させた。

2-2 マグマ

講義において、メルロ＝ポンティが最初に注目するのは、こうしたシモンの特殊な文体が生み出す効果である。シモンとシャプサルの対談を踏まえつつ、一文のなかに凝縮された諸々の出来事の錯綜を、彼は「マグマ」[68]（Notes 1959-1961, 204）と呼ぶ。

クロード・シモン：彼の深みのある新しさは、外部から見た空間、時間、人々というものを、その形に応じて、「形」として、あるいは外的に展望〔遠近法（perspective）〕を備えた輪郭として、表現することにはない。むしろ、それらを透明で輪郭のない現前として、「全体的に存在する一

(67) シモンは、この時に知覚主体が位置する時間を、「時の歩みそのもの、つまり目にも見えず非物質的で始めも終わりも目印もないもの」（FL, 28/28）とジョルジュに語らせている。
(68) 「マグマ」はシモンが『風』で用いた表現でもある。「時間といっても、原始的なインディアンが伝達に使う、ところどころに結び目のあるあの編んだ草みたいに糸状ではなく、〔…〕（時間）は一種の濃密な粥状物質（magma）とでもいったものに似ていて…」（Le vent, 163/328）。

事物」（マドレーヌ〔・シャプサル〕とのインタヴュー）のように表現することにある。われわれの経験は、この事物の上で、予め採取されている（prélevée）。つまり、一種の包括者やマグマのように、いつも透いて現れ出る全体性を表現することにあるわけである（Notes 1959–1961, 205）。

シモンは、異なる時制に属する人物と出来事を「一息で」（Entretiens, 166 ; Notes 1959–1961, 205）で描写する。メルロ＝ポンティが指摘するには、こうした技法により、事象は一つの「全体」として描写される。「マグマ」は、時間と空間の秩序に収まらない形で、出来事や事象が錯綜する事態を指し示しているわけである。そして、メルロ＝ポンティは、事象の各部分を時間と空間の展望（「遠近法」）のなかで均等に配置する作業ではなく、一つの全体として描写するシモンの作業を評価しているのである。

ところで、出来事の全体としての「マグマ」は、個別の経験から乖離した、抽象的な実体ではない。メルロ＝ポンティが指摘するには、視覚、触覚、等々、個々の経験はこのマグマの内部で「予め採取された」上で形となる。経験は、時間と空間の秩序のなかである一定の形となる以前に、それを取り巻く出来事の「全体」に絡め取られているわけである。こうした先取りの構図は、同時期の『見えるものと見えないもの』における感性的な経験の分析のなかで、詳しく説明されている。

単眼で見る行為、一本の手だけで触れる行為は、それぞれ、自らの見える存在、触れうる存在を持ちながらも、もう一方の視覚と触覚に結びついている。さらには、もう一方の視覚や触覚と共に、ただ一つの世界を前に、ただ一つの身体を経験するような仕方で、自らの言語が、他の言語に移譲され、再転換される可能性、延期や転覆の可能性によって結びつけられている。こうした可能性に従って、各人の私的な小世界は、諸々の他の世界と並立しているのではなく、その世界に包囲され、その上で予め採取されている(prélevé)(VI, 184/197)。

片目で物を見たり、片方の腕だけで物に触れたりする行為は、なるほど、極めて孤立した行動である。ところが、メルロ゠ポンティが主張するには、このように「私的な小世界」における経験の端緒には、関係がないように見える外部世界の事物や他者を経験する可能性が、すでに挿し込まれている。個別の経験は、それがどれほどに私的なものに見えるにせよ、すでに他者とその経験を含む全体の上で「予め採取されている」のである。こうした先取りの構図が最初にある。それにより、私的で自己充足的にすら見える経験も、様々な修正の可能性(「移譲」、「再転換」、「延期」、「転覆」)に晒されるのである。メルロ゠ポンティにとって、シモンのスタイルは人物や出来事が雑多に並存する状態を意味しているだけではない。むしろこの雑多な状態(「マグマ」)のなかで、各人物およびそこで経験される出来事が、個別化され形となる以前に、相互に交流する事態を垣間見させるのである。

3　入れ子構造

3-1　時間

講義におけるメルロ＝ポンティは、こうした先取りの構図における各人物および各出来事の関係を、「並立」ではなく「入れ子」（Notes 1959–1961, 207）の構造と表現している。そして、この観点から、彼は、時間（Notes 1959–1961, 206 -209）、空間（Notes 1959–1961, 209–210）、対人関係（Notes 1959–1961, 211–213）に関して独自の思想を展開する。それぞれをこれから見てみたい。

シモンの作品の時間を分析する上で、メルロ＝ポンティは、『フランドルへの道』における「蹄」の音の場面に言及している。この場面はフランス軍の夜間の雨のなかの行軍を描写している（FL, 28/26）。闇と雨音で感覚が遮られており、ジョルジュは、軍馬の蹄の音をそれぞれ個別に聞き分けていない。むしろ多数の蹄が集合的に放つ「騒音」だけを知覚している。メルロ＝ポンティはこの時の感覚要素（蹄の音、騒音、雨）を次のように分析している。

> これら「幾千」もの蹄：これらの騒音はもはや時間のなかの何ものかではないし形でもない。むしろ地（fond）であり時間の勾配である。つまり「荘厳」で「記念碑的」で膨大な何ものかであり、超‐事物である[69]（Notes 1959–1961, 206）。

雨のなかの無数の蹄とそれらが放つ騒音は、「時間そのもの」であるとメルロ＝ポンティは指摘している。ジョルジュは雨のなかで蹄の音を知覚しているのではない。無数の音の集合は、知覚された対象ではなく、彼の知覚行為の基盤（「地」）として機能している。つまり、与えられた感覚要素（音）は、時間の内部に「含まれている」（*ibid.*）のではなく、時間そのものの「現前」（*ibid.*）として表現されている。この現前の内部で、人間は外部の事物を知覚し、その経験は「形」となる。このように知覚対象として形とならないものの、知覚行為の基盤として機能する要素（「エレメント」*ibid.*）を、メルロ＝ポンティはシモンの作品から抽出している。

それでは、この「時間そのもの」は、どのような構造を備えているのか。メルロ＝ポンティは、『風』の一場面を手がかりとしつつ、この問いに答えている。『風』のなかで語り手の役を担う高校教師の「私」は、ある日突然町に現れた白痴同然の人物（モンテス）が引き起こす様々な事件を、本人との会話を交えて記述している。「私」はモンテスの会話の内容が支離滅裂であることを指摘する。

というのも、と彼は私に言ったが、そんな具合に事が経過した、いずれにしろそれが彼の体験し

(69)「超‐事物」は、アンリ・ワロンが児童の思考対象を記述する際に用いた表現。メルロ＝ポンティは『ソルボンヌ講義』でワロンに言及している（Cf. CS, 217）。

たことだったからだという。すなわち、いろいろな感覚、顔、言葉、行為のそんな脈絡のなさ、そんな乱暴で、一見ばかばかしい並置…(Le vent, 174-175/336)。

モンテスは、ジプシーとのトラブルを話し始めるやいなや、遺産をめぐる公証人とのやりとりに話題を変える。複数の会話内容を繋げる論理も統語もあやふやである。会話の内容は、幻影肢(本書の第二部参照)やドーラの症例(第三部第三章)と異なり、意識化に抑圧された経験を象徴化しているわけでもなく、彼の奇怪な行動の原因を特定する手がかりとならない。したがって、語り手の「私」は「破けた切れ端」(Le vent, 175/336)に掲載された記事を、間断なく見せられているような印象を抱く。メルロ=ポンティによると、モンテスの会話は決して支離滅裂なのではない。こうした事態は、人間の行動において、「記憶は年代順に整理されない」(Notes 1959-1961, 207)事実を示している。

踏破された道程が到着地点の展望に隠されている木々を含んでいるように、時間のなかで連結された諸々の現在は、単一の視点のなかでは、互いに相いれ得るものではない。結果として、一方の現在を開くことにより、その背後に、この現在を破裂させる別の現在が見出される。つまり現在=入れ子(Présent-gigogne)の状態があるわけだ。さらに、この現在のなかに含まれている過去は、その現在を脱中心化させる。現在=入れ子とは、ある別の世界のことなのだ(*ibid.*)。

モンテスの異質な語りのなかで、それぞれの発言は、近さと遠さに応じて時間の流れのなかに配置されていない。メルロ＝ポンティが説明するには、この時に、ある現在のなかにすでに「別の現在」が示唆されている。後者は、前者を時間の流れの中心から逸脱させる。つまり、前者は自らの内部に孕む異質な存在（後者）の現出により、おのずから「破裂」するのである。ある現在の内部から、脈絡のない別の現在が生じる現象を、メルロ＝ポンティは、時間的な視点から指摘しているわけである。

こうした視点から見ると、モンテスの会話の一つ一つは、互いに独立しているのではなく、ある一定のつながりを備えていることが理解される。あるエピソード（ジプシーとのトラブル）が語られる時、その背後には、脈絡のない別のエピソード（公証人）が入れ子状に準備されている。そして、後者が前者を「破裂」させる。このように会話が時系列に沿って配置されず、入れ子状に展開することにより、話題は自由に入れ替わる。その結果、モンテスの会話は支離滅裂となる。

メルロ＝ポンティが、モンテスの分裂病ないし人格障害にも近い行動から引き出す時間論の特徴は、現象学的な時間概念と対比すると鮮明になる。後者において、現在知覚されている今という契機は、知覚上の密度が減退することで過去に移行する。そして新たな今という局面が生じる（Hua. X, § 11 : PhP. 475–479/314–318［2］）。過去に移行した旧い「今」は色あせるものの消え去らず、意識の内部に保存（フッサールの用語で「過去把持」cf. Hua. X, § 11）される。これと同時に、新たに到来する今という局面も、意識の内部ですでに予期（「未来予持」）されている。

これに対して、メルロ＝ポンティが『風』の作品解釈から提示する時間論において、ある現在の局面は、過去に移行することにより、後続する局面と交代するのではない。むしろ、現在の局面そのものの内側から、当の現在の経験と脈絡のない（しかも抑圧されていない）、ある別の現在の局面が新たに生じる。「時として、感性的な存在そのものから、裂け目や深遠や真正の記憶が生まれる〔…〕。この香り、この風景のなかでのみ、個別の過去はぴくぴくと動いているのである」（Notes 1959-1961, 208）。現在に定位されている感性的な経験（「感性的な存在」、「香り」、「風景」）は、当の現在にもはや属することのない存在（「真正の記憶」、「個別の過去」）を喚起する。前者の位相は、経験の展開に応じて、後者によって形を変える。今という時制の連続性ではなく、今まさに経験されている事柄が、その内側から引き裂かれる契機（「裂け目」）を、メルロ゠ポンティは『風』の注釈を通じて提示しているのである。現象学的な時間論が過去‐現在‐未来の統一からなる流動的な系列を主張するのに対して、メルロ゠ポンティが主張するには、「存在するのは系列ではなく、入れ子状態（emboitement）なのである」（*ibid.*）。

3-2 空間

時間の入れ子構造と同時に、講義では空間の入れ子構造も指摘されている。メルロ゠ポンティが参照するのは、『草』におけるルイーズ（大学教授ピエールの放蕩息子ジョルジュの妻）とサビーヌ（ピエールの妻、ルイーズの義母）の空間に関する描写である。

だが、この瞬間にも、ルイーズは身動きしなかった、そのとき彼女（サビーヌ）が、自分と同じように、鏡の前に恐らく立ちつくしている姿を、ルイーズは思い浮かべることができた、それぞれの浴室のなかの、二つの鏡は、彼女たちがまたがる二つの便器の壁の両側に、正確に背中合わせに固定されているので、ルイーズには自分自身の虚像と同じ位置にいるサビーヌを見ているような気がするのだった（L'herbe, 181-182/231）。

化粧室の中のルイーズは、壁で隔たれた隣の化粧室ですすり泣くサビーヌの声を聞く。壁にかかっている鏡に映る自分の姿を通じて、ルイーズはサビーヌも同じく鏡の前にいると想像する。このように鏡像を軸としつつ、シモンは隔たった二つの空間を一文で同時に描写する(70)。

メルロ＝ポンティは、この描写に次のような注釈を付けている。「サビーヌがルイーズについて話している間、ルイーズは鏡のなかの自分を見ている。彼女はサビーヌの内にもいれば、外にもいるわけである」（Notes 1959-1961, 209-210）。ルイーズは鏡で自分の姿を見ているのと同時に、別の空間にいるサビーヌの所作を遠隔的に知覚している。サビーヌが彼女について語る事柄、その所作、嗚咽に応じて、ルイーズは鏡に映る自分のイメージを変えてゆく。あるいは逆に、鏡に映る自分の姿を知覚するなかで、隣室のサビーヌに注意を向ける。このようにメルロ＝ポンティは、内部知覚

(70)『フランドルへの道』でも馬のまなざしの移り変わりから世界の変転が描写されている。つまり馬の瞳が世界を映し出す鏡のように機能しているのである。この点に関しては、パトリック・ロンゲの指摘に多くを負っている（Cf. Longuet 1995, 26）。

（自分の姿の知覚）と外部知覚（外の世界の知覚）が厳密に分割されず、むしろ両者が空間内で相互に展開する事態を提示している。そしてこの文脈において空間の入れ子構造を次のように説明している。

これは偏在性のような空間である。この空間において諸々の身体は、互いに重ね写しになっている（鏡は極限例でしかない）。また複数の場が互いにはめ込み合っている（互いに入れ子の関係にある（s'emboîtent les uns dans les autres））。それぞれの感性的な与件（小瓶に当たるコルク栓の音）は、入れ子式に潜在性を開くのである（潜在性は、ルイーズにとっては隣の化粧室であり、サビーヌにとってはこの化粧室の向こう側の部屋である）（Notes 1959–1961, 209–210）。

ルイーズは鏡に映る自分の姿を通して、隣の化粧室のサビーヌの姿を思い浮かべる。一つの空間（ルイーズの化粧室）の内部で行われている所作（鏡のなかの自分を見るルイーズ）が、当の空間と隔たった別の空間（サビーヌの化粧室）における所作を示唆している。つまり、ある空間内の経験から別の空間内の経験が「入れ子式に」展開するのである。

これは、フッサール現象学の空間理論と対照的である。フッサールによると、知覚活動を行う人間とその身体は、自分の視野に現れる他者との関係のなかで空間を構築する。他者とその身体が、彼の知覚領域に現れる。この時に、人間の身体と行動には、ある一定の場（フッサールの表現で、「中心的で究極のここ」cf. Hua. IV, 158）が付与される。相関的に、他者の場（「あそこ」）も確定される。

このように、自我と他者の行動が相対化されることにより、双方がともにアクセスできる空間が成立する。これに対して、メルロ＝ポンティのシモン読解によると、ルイーズは、自らの視野のなかにいる他者（サビーヌ）ではなく、鏡のなかの自分を見ることで、そこから隔たった空間の人物（サビーヌ）を擬似的に知覚する。フッサールの用語で言い換えるなら、「ここ」（鏡を見るルイーズ）の内側から、あるまったく別の空間（隣室のサビーヌ）が発生する。このように、マグマのなかで構成される経験において、空間は近さと遠さではなく、「入れ子式」に配置されるのである。

3-3　対人関係

講義におけるメルロ＝ポンティはマグマの只中にいる人間同士の関係にも言及している。彼が参照するのは、『草』における視覚と触覚に関する描写である。余命いくばくもない老嬢マリーは、ルイーズをベッドの傍らに呼ぶ。その時、死にゆくマリーと向き合うことができないルイーズのしぐさを、シモンは次のように記述している。

しかし理解したとはいえない、なぜならそれはことばではなかったからだ、彼女（ルイーズ）がとらえたのは、寝床から出るはっきりしない音、いわば挙げた手（それは動かなかったが）や彼女をじっと見つめる目（これもまた動きはしなかった）から来るなにか、であった〔…〕いま彼女は、寝床に完全に背をむけていた。しかし視線と手の肉体的なたえざる圧力をいつも感じることができた（L'herbe, 114–115/194 ; Notes 1959–1961, 211）。

マリーのまなざしは動いておらず、振り上げられた手はルイーズに接触していない。それにもかかわらず、ルイーズはマリーに見られ触れられている感覚を抱く。シモンは極めて間接的な対人交流を描写しており、この種の交流を「第六感」(L'herbe, 114/194)を介した交流と形容している。メルロ＝ポンティはこの箇所に次のような注釈を付けている。

見ることができる事物と性質だけを見ているのだと、われわれは信じているのだから、こうしたこと〔マリーとルイーズの交流〕は第六感のようなものである。しかし、私が見ているのは世界、私が見ている同じ世界に拡張された身体である。私はその身体のしぐさに与しており、私はそれらのしぐさを内側から見ている(Notes 1959-1961, 211)。

見ている者と見られている者が同じ世界を共有していることを、メルロ＝ポンティは主張している。確かにマリーとルイーズの間に視覚・触覚上の直接的な交流はない。しかし、両者の身体の感覚は、それぞれの身体の外部にまで、拡張されている。ゆえに、ルイーズは、マリーの身体やしぐさを直接に知覚していなくても、そこから発信される微細なしぐさを感知する。マグマの内部における対人関係は、引用が示すように、直接的な交流のみならず、まなざしの交差も触覚を媒介とした接触も介在しないような極めて微細な水準における交流も含むのである。

『知覚の現象学』から五四―五五年度の『講義』まで、メルロ＝ポンティは、欲望や妄想に受肉した身体行動を提示していた。ところが、ここでメルロ＝ポンティが注目する、マリーとルイーズの交流は、妄想や欲望すら介在しない交流である。自己と他者を媒介する要素が極めて希薄な――シモンの用語で、「第六感」とも言えるだろう――対人関係のなかでも、現象学的な意味における身体（メルロ＝ポンティなら「現象的身体」、フッサールなら「生き生きとした身体」）は、他者とのコミュニケーションを確立しようとするのである。講義の終盤になると、メルロ＝ポンティはこうした間接的な交流の説明をさらに深化させる。

語り手による物語。それはここではむしろ、何者かによって作られた物語である。当の何ものかは、全てを見たわけでないし、人が彼に語る事柄に自分をゆだねている。ゆえに物語＝入れ子へと通じる物語なのである。

登場人物は、内面の生や人格の投射によって定義づけられた「性格」よりも、むしろ彼らの知らぬ間に彼らの下に落ちてくるアイデアの伝達者であり、一枚の装飾衝立に属する諸々の登場人物として存在している（Notes 1959-1961, 215-216）。

ここで、メルロ＝ポンティはシモンの作品の特徴に言及している。シモンの作品の特徴は、彼が指摘するには、語り手が必ずしも物語の全体を理解しているわけではないことにある。語り手は「全てを見たわけではないし」、「人が彼に語る事柄」を基に物語を構築している。つまり語り手の叙述は、自分が見た事柄ではなく、見ることのできなかった事柄にも多くを負っているのである。言い換えるなら、見えるものと見えないものが混在した状態のなかで、語り手は物語を紡ぎ出す。

登場人物の関係に関しても同じである。語り手は、登場人物たちの性格や特徴を十分に定義せずに作品を構築している以上、人物たちも自分の性格や特徴に従って行動しているわけではない。むしろ彼らは、「知らぬ間に」、自己の存在を規定してゆく。『フランドルへの道』の主要な語り手であるジョルジュは、捕虜収容所で隊長のレシャックと縁戚関係にあることを知る。そこから、彼は、二世紀前の時代を生きた先祖のド・レシャックが自殺する場面に、空想上で立ち会う（FL. 48-50/46-48）。登場人物たちは自己の人格や性格に従って世界を見ているわけではなく、自己の身体運動および視覚領域が及ばない水準の事柄に触発されながら、自己の存在およびその特徴を確認していくのである。このように見ると、対人関係の位相は明らかである。（1）身体および感覚器官の直接的な交流のみならず、身体の外部に広がる世界をも媒介とした間接的な交流、（2）自己が経験不可能な領野を軸とした交流こそが、メルロ＝ポンティがシモンの作品から導き出す対人関係である。

4　シモン論と晩年の思想

4－1　世界の肉

メルロ＝ポンティのシモン論は、彼の晩年の思想とも緊密につながっている。ここで注目したいのは、メルロ＝ポンティが『見えるものと見えないもの』で使用する、「肉（chair）」と「切れ端（lambeau）」という表現である。この表現は、どちらも、シモンの作品のなかに確認される。

最初に、メルロ＝ポンティが「肉」と呼ぶ概念を検討してみたい。メルロ＝ポンティ研究では極めて重要な概念であるが、あらためて日本語にすると滑稽な表現である。彼は、フッサールの「生き生きとした身体（Leib）」を、物質（corps）から区別するために、「肉（chair）」という用語を採用する（現在では、「生き生きとした身体（corps vivant）」というフランス語訳が一般的である）。しかし、メルロ＝ポンティがこの用語を使用する時、彼は、フッサールだけではなく、シモンも念頭に置いている。なぜなら、加國尚志も的確に指摘しているように（加國 2010, 163）、彼の「肉」という表現と用法は、『風』におけるモンテスの独白に由来するからである。

さらに家々の、町の、田野の、道という道の、列車の、そしてさらにほかの町々とかそういったすべてのその彼方から、ぼく〔モンテス〕には呼吸音のようなもの、彼女〔ローズ〕の肉体（sa chair）の呼吸音のようなもの、あのおなじ秘かな、多層的な、神秘的な動悸が聞こえて来るみたいな気がしたもので、なぜかというと世界というものの肉体〔肉（la chair du monde）〕は、いわばそうと気づきさえしないで生み落とし、想像する能力があるというその事実によっても女性的だからですよ（Le vent, 98/278）。

ローズは、ジプシーとの間に二人の子供を得て、現在はジプシーと別れ女中をしている。当のジプシーがボクシングの八百長試合に関与しているのを知ったモンテスは、そのことを彼女に伝える。ローズは、投げやりな口調で、モンテスに自分の身の上を語る。この場面の回想に続くのが、引用したモンテスの独白である。

彼女の荒々しい口調、横柄な態度、身振りは、その後のモンテスが見たり、触れたりする何気ない風景（「町」、「田野」、「道」、「列車」）のなかに差し込まれる。ローズの身体行動のリズム（「呼吸音」）が、モンテスが感知しないうちに、彼の日々の生活に転移し、彼のあらゆる経験と風景のなかで、入れ子状に展開するわけである。このように、シモンは「肉」という表現を用いることで、一見すると脈絡のない要素（ローズの荒々しい身ぶりとモンテスの日々の風景）が、突如、触発し合い、交流し出す事態を描写している。

この「肉」という概念と用法は、晩年のメルロ＝ポンティが自らの現象学を発展させる上で、極めて重要な役割を担っていた。『見えるものと見えないもの』所収の「絡み合い——キアスム」と題された論考で、彼はこの概念を次のように説明している。

身体の厚みは、世界の厚みと敵対しない。反対に、身体の厚みは、私を世界とすることにより、そして事物を肉とすることにより、事物の中心に達するために私が有する唯一の方法である（VI, 176/188）。

私に属する身体は、必ずしも私という存在に帰せられるわけではない。身体の身振り、しぐさ、まなざし（「厚み」）は、私の意志や表象を超えて、外部世界および事物とある一定の関係を構築する。この時に、事物は、もはや私が外部から知覚する対象ではない。むしろこれらの事物は、外部の物質から、私の身体との対応関係の端緒（「肉」）へと位相を変える。こうして相互に浸透し合うような交流が生成することで、先ほどの引用で見たように私の身体は、まったく関わりを持たないように見える外部の知覚対象や他者と、予期せずに交流を始めることになる。この意味において、「肉」という概念は、私と世界および事物の関係の端緒を指し示している（フッサールの用語で説明するなら、「肉」は、現象学的な主体に備わる「生き生きとした身体（Leib）」ではなく、間身体的なコミュニケーションを成立させる、「生き生きとした身体性（Leiblichkeit）」に近いと言うことができる）。ゆえに、『講義』のメルロ＝ポンティは、「『世界の肉』、それはわれわれが持つ身体の世界に対する隠喩ではない。逆に、われわれの持つ身体が世界と同じ感性的な生地からできているとも言えるだろう」（Notes 1959–1961, 211）と述べる。

4-2　時間と空間の切れ端

次に、「切れ端」という表現を検討したい。この用語は、メルロ＝ポンティの後期思想のなかで、それほど注目されてこなかった。しかし、今日では、マルク・リシールが、この用語を用いて独自の意味論を構築しており、現象学研究のなかでは、極めて重要な用語となっている（Richir 2008, 206/321）。

シモンは、この用語を、『風』のなかで頻繁に使用している[71]（Le vent, 120/294 ; 152/320 *et passim*）。市街地の家々、墓地、ガソリン・スタンドの間に広がる石畳は、モンテス（とシモン）の前に、「切れ端」（Le vent, 120/294）の集積のように無機質に広がる。また、別の場面でモンテスは、朦朧とした精神状態から突如、叫ぶように話し出す。この場面を、シモンは、「黄色い風がポスターの切れ端、文の切れ端を揺り動かす」（Le vent, 152/320）ように、モンテスの内部で再び時間が流れ始めたと描写する。シモンが使用する「切れ端」という表現は、このように、モンテスが見ている外部世界の風景と内面の世界の構成要素として機能している。言い換えるなら、『風』という作品の風景を構成しているのである。

『見えるものと見えないもの』のなかに、「問いかけと直観」と題された論考がある。この論考のなかで、メルロ＝ポンティは、この「切れ端」という表現を用いて、独自の時間・空間論を提示している。

> 物の空間・時間とは、彼〔色や音、等々を「把握する人間」〕自身の切れ端（lambeaux）、彼の空間化・時間化の切れ端なのであり、もはや共時的および通時的に配置された多数の個体ではない。それは同時的なものと継起的なものとの起伏であり、個体が分化することで、そこに形成される空間的および時間的な果肉（pulpe）なのである（VI, 151/158）。

いささか抽象的な文章であるが、ここで、メルロ＝ポンティは、時間と空間を、個別の知覚行為が成立する上での重要な条件と考えている。しかし、ここで問題とされる「時間」と「空間」は、人間の認識行為を形作る、カント的な意味での時間と空間のことではない。メルロ＝ポンティは両者を「切れ端（lambeaux）」と記述している。気にも留まらないような対象や風景、未来の生活に印象を残したり、抑圧を招いたりすることがないほど些末な出来事、等々——極めて没日常的な経験を、メルロ＝ポンティは「切れ端」と呼ぶ。

これらの「切れ端」は、通時的および共時的な秩序に従って配置されているわけではなく、時間と空間の拘束を逃れて、自由に配置されている。現在、過去そして未来の経験の断片が、知覚主体に感知されることなく、自由に展開する。その中で、互いに関わりを持っているように見えなかった経験同士が、突如、接触し始める。その時に、経験主体の生活のなかに、ある一定の「起伏」が生まれる。こうして生の活動に膨らみ（「起伏」）が生まれることで、人間は、個々の物や事象を知覚し、その意味を理解する。

シモンの作品からこのことを説明してみたい。モンテスのとりとめのない語りは、脈絡のない別の語りを産み出す。つまり、経験のそれぞれの断片は、モンテスの意志から独立し、互いに触発し合い、そこから語りが紡ぎ出される。切れ端同士が自由に組み合わされてゆくなかで——言い換えるなら、「黄色い風がポスターの切れ端、文の切れ端を揺り動かす」ように——、モンテスは突如、自分が経験した事柄を理解し、言語活動を始める。こうして、彼の生活に新たな局面（「起伏」）が生まれる（この切れ端同士の接触から言語表現への突然の移行のおかげで、モンテスの行動は他人には突飛なも

（71）もう一つの参照軸として、「知覚された存在としての自然は、ぼろ切れをまとっている」（Whitehead 1955, 50）と主張する、ホワイトヘッドの自然哲学があるが、ここではシモンとメルロ＝ポンティの議論を扱っており、混乱を避けるために、この議論は割愛する。

のに見え、彼は狂人あるいは聖人の扱いを受ける)。切れ端のそれぞれは、このように、時間と空間のなかで決して形にならないが、時間と空間のなかで自由に交流し、主体の経験を形作るのである。したがって、メルロ＝ポンティは、この極めて微細な経験要素を、「時間(temps)」と「空間(espace)」ではなく、詩人のポール・クローデルの表現に倣い、より微細な「時(heure)」と「場(lieu)」(VI. 159/168)のなかにあると指摘する。

晩年のメルロ＝ポンティは、シモンの作品を文学的な関心から採り上げただけではなく、そのなかで描写される非健常な語りやコミュニケーションにも高い関心を示していた。フッサールの現象学が説明するには、意識が「触発」され、まなざしが外部の対象に向かうことで、人間は自分の見ている物を知覚し始める(Hua. X. §11 et §20 ; Hua. XXXIII, 第一四草稿)。フロイトに従うなら、出来事のインパクトが、人間の意識の許容量を超え、意識の奥底に「抑圧」される過程を通じて、以後の生活の対人関係や対象関係が形成される(本書第三部第一章、三章を参照)。これに対して、晩年のメルロ＝ポンティは、まなざし「触発」も経験の「抑圧」も被らない、極めて些末な経験(「切れ端」)の水準でも、人間の身体には、他者や外部の世界に働きかける回路が備わっていることを指摘している。シモンの作品への関心は、彼に、現象学の諸概念を従来の図式とは異なる形で、作り直す機会を与えたとことが、以上のことから確認される。そして、この意味において、文学領域の表現が、メルロ＝ポンティの病理論にとって、極めて重要な価値を備えていたことが理解される。

第三部まとめ

シュナイダーの症例分析と平行して、メルロ＝ポンティは、精神病理学と精神分析における症例、文学作品における病的形象を分析している。この一連の分析は、シュナイダーの症例分析とは異なる方針の下にある。なぜなら、メルロ＝ポンティは、これらの症例および作品を解釈することで、患者に固有の行動の構造を考察するだけではない（〈方針1〉）。また、患者の行動分析から、健常者の生活を考察し直しているわけでもない（〈方針2〉）。さらに、既存の現象学の諸概念の存立根拠を証明しようとするのでもない（〈方針3〉）。

むしろ、彼は、一連の考察を通じて、患者の行動分析から現象学の既存の諸概念を更新しようとしている。自我やその性質が媒介することなしに、「収縮」と「膨張」を繰り返す身体（本書第三部第一、二章）、明晰な知覚行為にも必然的に介在する、雰囲気としての「性」（第一章）、過去の妄想にも等しい出来事を基盤に行動を作り出す身体図式（第三章）、時間と空間の入れ子構造（第四章）、等々――フッサールが考えることのなかった、現象学の各概念の新たな側面を、メルロ＝ポンティは示そうとしている。すでに見たように、彼は、『行動の構造』のなかで、患者の行動障害を、健常な行動との引き算から導出する方法を批判した。この分析方法を批判し、ゴルトシュタインの方法を参照することで、彼は、患者の行動に固有の構造を抽出しようとした（〈方針1〉）。これに対して、精神病理学、精神分析、クロード・シモンの作品に注目するメルロ＝ポンティは、患者の行動に固有の構造を抽出する試みをさらに進めて、抽出された構造のなかに、既存の現象学の諸概念を更新する契機を見て取っていたのである。まさにこの点に、精神病理学、精神分析、そして文学作品における病的な形象が、メルロ＝ポンティの現象学に対して果たした役割の重要性を見て取ることができる。

おわりに

現象学における病的現象

ジョルジュ・カンギレムが鋭く指摘しているように、哲学と病の相性は、思想史のなかでは決して芳しいものではなかった。疾病は健常な生活の逸脱と考えられてきた。この意味において、病は、哲学史のなかで、否定的な現象として扱われてきた。同じくカンギレムが指摘しているように、哲学の側が病的な現象を否定的に扱い続けることで、今度は、後者が前者の考察対象から遠ざかり、生理学（コント）、実験医学（ベルナール）、そして文学（自然主義）の対象となった。

病的現象を否定的な現象（健常な生活からの逸脱）と看做すスタンスは、現象学の創始者であるフッサールにおいてすら顕著である。一九一五年から一七年の間に執筆された草稿のなかで、フッサールは、四肢切断を被った人間に言及している。幻影肢を彷彿とさせる現象である。

手が除去され、目や指、つまり、触覚的な感受性に属する器官の全体と、触覚知覚のシステムに由来する部分的な器官が切除された場合にも、そうしたこと〔生き生きとした身体による経験世界の構成〕が妨げられることはない（Hua. XIII, 364）。

手足の切断の後も、「生き生きとした身体」の統一性は、行動を支えるある一定の構造として機能し続けるとフッサールは主張する。かたや、身体の各部分が切除された患者の身体とその世界の在り方について、彼は説明しない。三〇年代の草稿では、こうした立場が、さらに先鋭化される。彼は、「健常」（「成熟」、「中庸」）と「非健常」の枠組みを設け、患者や児童の行動を後者に位置づけている（Hua. XV, 231）。患者の生活体験は、現象学の諸概念の機能とあり方を確証する手段となる――本書が冒頭で示した〈方針3〉――ことをフッサールは適切に示唆している。しかし、彼は、患者の行動を、現象学の諸概念を導出するための一つの方法と考えていただけで、被切断者の行動に固有の現象学的な構造をここでも説明してはいない。

　このように、病を、健常な生活と対比せず、そのものとして（メルロ＝ポンティの表現で、「生まれ出る状態で」（PhP. XVI/25））記述する作業は、哲学のみならず現象学そのものにとっても、大きな課題であった。メルロ＝ポンティは、この課題に、まさに正面から取り組んだ哲学者である。フッサール現象学を念頭に置きつつも、彼の現象学は、ゴルトシュタイン、ヴァイツゼカー、ビンスヴァンガー、ミンコフスキー、等々、哲学を専門としないものの、現象学に深い見識を有する研究者たちの成果を積極的に援用した。メルロ＝ポンティは、フッサール現象学を、フッサールからだけではなく、彼らの著作と分析のなかからも学んだ。したがって、彼は、現象学を哲学の一分野にとどめず、さらには、病的な諸現象を健常な生活の逸脱と考えることもなく、これらの現象をそのものとして論じることができたのである。

失敗した行動という好機

フッサールが現象学という学問を創始した後、精神医学領域で彼の現象学を援用する動きが起きた。本書でも触れたビンスヴァンガーの仕事は、こうした動向を代表している。本論（第三部第二章）で見た通り、メルロ゠ポンティも、ビンスヴァンガーの分析を積極的に援用するが、両者の病的な現象に対するスタンスには微妙な違いがある。このことは、メルロ゠ポンティの現象学的病理論の特殊性を際立たせることになる。

本書では触れなかったが、ビンスヴァンガーに『うつ病と躁病』という著作がある。一九六〇年に出版された著書であり、フッサール現象学の知見（時間理論、相互主観性、自我論、等々）が症例分析に援用されている。この本で、ビンスヴァンガーは、うつ病と躁病を一通り論じたのちに、次のような結論を出す。

つまり、躁病では、自我の原初的ないし固有の世界の時間構造が「弛緩」し、これは、超越論的な過去把持および未来予持の契機の完全な後退、というよりはむしろ消失と〔…〕、他我の付帯現前化の機能停止、したがって共同世界の構成における付帯現前化の機能停止のなかに現われている。これに対して、うつ病では、時間的客観性というものを、志向的に構成する組み立て秩序が「弛緩」するのであって、これは、過去把持の契機が未来予持の契機にからむこと（うつ病の自責）、あるいは未来予持の契機が過去把持の契機にからむこと（うつ病の妄想）として現れる（Binswanger 1960, 115/125–126）。

躁病患者とうつ病患者の行動が、フッサールの時間論に拠りつつ、的確に描写されている。躁病患者の行動では、過去と未来の地平、他者との共存（「共同世界」のなかでの他者の「付帯現前化」）が機能不全となっている。したがって、躁病患者は、前後の見境なく、あるいは他人の行為の文脈と状況を考慮せずに行動する。つまり、現在という局面だけが、患者の目の前に延々と広がっているのである。かたや、うつ病患者の行動では、過去・現在・未来という時制の区別が緩んでいる。これから起こることは、彼の行動に希望や動機を与えず、かつて起きたことは、彼のこれからの行動にネガティヴなイメージを投げかける。つまり、過去への志向（「過去把持」）が、必要以上に未来の行動に流れ込み、未来への志向（「未来予持」）が前に進まず、過去に押し戻されるのである。こうして現象学的な主体の内部を流れる時間の流れは、躁病患者においては破綻し、うつ病患者においては弛緩する。

明晰でよく整理された分析である。ただし、問題点もある。ビンスヴァンガーは、躁うつ病患者の失敗した行動を、時間の流れと対人関係の「機能停止」と考えている。この意味において、現象学の諸概念は、極めて否定的な形（時間機能の変容、対人関係の破綻）で援用されている。木村敏が指摘しているように、[72] ビンスヴァンガーは、ここで、現象学の概念（過去把持と未来予持）を、あまりに硬化した概念装置として使用している。それゆえに、彼は、患者の生活を現象学的な視点から分析しても、概念の機能停止という否定的な結論しか引き出すことができなかったのである（過去と未来の「絡み合い」だけを取り出すなら、フッサールも、異なる文脈と形ではあるが、『ベルナウ時間草稿』（一九一七―一八年）で類似した現象を提示している[73]（Hua. XXXIII, 7）。患者の生活は、決して時間流の劣化だけを示しておらず、その発展も含意している）。

このようなビンスヴァンガーのスタンスは、メルロ＝ポンティの現象学的病理論を際立たせる契機となる。前者は、患者の失敗した行動から、現象学の諸概念が機能不全に陥る事態を描写する。これに対して、後者は、失敗した行動の構造を抽出するだけではなく（〈方針1〉）、そのなかに、現象学の諸概念を更新する契機を見出している（本書第三部）。メルロ＝ポンティにとって、患者が見

(72) 「私〔木村〕はこの考え〔うつ病患者における未来予持の過去把持への侵入〕には賛同できない。この考え方の大きな欠陥は、ビンスヴァンガーが「未来」とか「過去」とかいう概念を、普遍妥当的な客観性を有する概念としてしか語っていない点にある。分裂病者において問題になる未来や過去と、鬱病者において問題になる未来や過去とは、それが現在の前後両方向への拡がりの行き先を示しているという形式的な共通点を有する以外は、すべての点で異なった意味をおびているということに、ビンスヴァンガーは留意しなかったようである」（著作集2，209）。

(73) 「根源的な現前は、充実化した期待でもある。しかし過去把持そのものは、それによって、また充実化した期待の瞬間を、様々な仕方でもたらす〔…〕。そして『期待』は新しい与件へと単純に向かうのではなく、到来する過去把持、過去把持の把持へと向かう」（Hua. XXXIII, 7）。

せる様々な障害や行動の失敗は、否定的な出来事を表しているだけではなく、現象学の発展可能性を含意している。つまり、失敗した行動は、人間をはじめとする有機体の行動や意識のあり方の可能性を広げる機会を提供してくれるのである。メルロ＝ポンティは、失敗した行動を否定的な現象とは考えず、そのなかに人間学的な可能性を読み取っていたのであり、この点に、彼の現象学における病的現象の重要性が確認される。

相互のフィードバックのために

本書の冒頭で、メルロ＝ポンティが病的な現象を論じる際に、三つの方針があることを提示した。この三つの方向性により、現象学と医療領域（医学、心理学、生理学、精神病理学、精神分析、等々）が、それぞれの知見を、互いにフィードバックすることが可能となる。

本論で見たように、メルロ＝ポンティは、患者の行動を健常な生活の逸脱と考察することを避け、それに固有の行動の構造を抽出しようとした（〈方針1〉）。この試みにより、彼は、患者の行動が、健常な生活の逸脱であるどころか、健常な生活に反省を促す材料となることを指摘した（〈方針2〉）。シュナイダーの行動障害は、知性やカテゴリーへの過度の依存に含まれるリスク、集団的な現象（政治、文化、社会）における文化の均質化（「平板化」）の問題を、彼に教唆することになった。さらに、患者の行動を検討することで、彼は、健常な意識と身体行動を支える現象学的な諸概念の存在を証明した（第二部第一章、第三章）。哲学にとって否定的な現象であった疾病は、現象学の諸概念の再発見に寄与するどころか、これらの概念を発展させる可能性を提供してくれるのである

〈〈方針3〉〉。

第三部の成果（病的な現象の分析による現象学的な概念の更新）を鑑みるなら、今度は、現象学から医学領域へのフィードバックが提示される。医者は、患者の行動の欠損部分を分析し、症状を特定し、治癒のプロセスを構築する。この一連の作業が医療行為となる。『行動の構造』時代のメルロ＝ポンティは、この作業を「実在的な分析」と呼び、その実証主義的な側面を批判した。

こうした分析方法に対して、彼が重要視したのは、医療活動の背後に垣間見られる、人間学的な方向性と可能性である。ビンスヴァンガーの失声患者とフィッシャーの分裂病患者に注目することで、メルロ＝ポンティは、非人称的な水準で「収縮」と「膨張」を繰り返す身体の機能を発見した。他方で、クロード・シモンの作品における精神分裂病や人格障害にも近い人物の行動を分析することで、時間と空間の入れ子構造が発見された。これらの事実が示しているように、病的現像の分析の裏には、身体、意識、時間、空間、等々の哲学的な知見を再考し、更新する可能性がつねに介在しているのである。これこそ、ビンスヴァンガー——そして今日では、マルク・リシール（Richir 2004）——が〈現象学的人間学〉と呼ぶ企てに他ならない。日本でも、村上靖彦が、治癒のプロセスに含まれる創造性とその現象学的な可能性を指摘している（村上 2011）。メルロ＝ポンティの病的現象へのアプローチは、医療活動が障害の分析と治癒のプロセスの構築にとどまらず、人間学的な地平のなかで営まれることを、私たちに教えてくれるのである。

メルロ＝ポンティの現象学は、哲学と医学領域という異なる学問形式が、ともに新たな展望を開く可能性を示唆している。彼は、病的な諸現象の分析を現象学の概念と図式の枠に無理に嵌めこむのでもなければ、これらの概念を放棄し医学領域の用語に傾倒したのでもない。彼の病的現象へのアプローチは、異なる研究領域が、互いに新たな展望と地平を開くことの重要性を私たちに教えてくれるのである。

あとがき

本書の成立背景を簡単に説明したい。本書の発想は一〇年以上前にさかのぼる。宇都宮大学の学部時代、指導教官の軍司敏先生がリチャード・カーニー『ヨーロッパ哲学の現代の動向』（Richard Kearney, *Modern Mouvements in European Philosophy*）という本の購読講座を開いていた。カーニーは、二〇世紀のヨーロッパ大陸哲学を、現象学、批判理論、構造主義（とポスト構造主義）に分けて、明晰な議論を展開していた。彼は当然メルロ＝ポンティの思想にも言及するが、その議論のなかで、「生き生きとした世界（生活世界）」と「客観的な世界」という区別を鮮明に打ち出していた。もちろん、メルロ＝ポンティの思想に固有の場は前者であり、後者はさしたる意味を持たない。

本書の出発地点はこの区別にある。当のメルロ＝ポンティがこうした区別を打ち出しているのは確かなのだが、彼の思想を研究する者は、客観的な世界あるいは意味を喪失した状況をメルロ＝ポンティに合わせて批判するだけではなく、そうした場に置かれた人間のあり方やそれがメルロ＝ポンティの思想に占める位置を検討することも重要なのではないか――このような問題設定にメルロ＝ポンティの病理論を加えた諸問題が、以降の研究テーマとなった。

ただし、当時はこの問題を漠然と考えていただけで、喫緊の研究テーマにはならなかった。東京大学大学院修士課程（総合文化研究科地域文化研究専攻）では、増田一夫教授の指導下で「メルロ＝ポンティにおける『静寂』の問題について」という修士論文を提出した。留学先のパリ東（旧第12）大学博士課程（人文社会科学研究科哲学・認識論専攻）では、マルク・リシール教授指導の下、「現象学と現象学的人間学における情動性の問題系（«Problématique de l'affectivité en phénoménologie et en anthropologie phénoménologique»）」というテーマで博士論文を執筆した。二〇〇八年五月の帰国後、遅ればせながら、メルロ＝ポンティの病理論を糸口に、意味の喪失という問題の研究に取りかかった次第である。

本書はメルロ＝ポンティが論じた主な症例だけを考察対象にしている。彼が言及したすべての症例を網羅しているわけではない。緑内障により全盲となった患者の空間構造や精神疾患にともなう幻覚現象（『知覚の現象学』第二部）、児童の精神疾患と表現の問題（『ソルボンヌ講義』）、等々、他にも多くの症例をメルロ＝ポンティは論じている。議論がそこまで及ばなかったのは、著者の力不足である。お叱りを受けつつ、これからの研究の発奮材料としたい。

一冊の書物は執筆者だけで作られるわけではない。本書は、所属機関での研究活動、学会での研究発表、学会誌や紀要に発表した論文を基にしているが、その過程で数えきれないほどの人たちにお世話になった。増田一夫先生には、修士課程から日本学術振興会ＤＣ研究員時代にかけて、政治哲学の重要性を教えていただいた。第二部第一章の発想は、増田先生の指導がなければ生まれなかったはずである。現在の受け入れ教員である原和之先生からは、精神分析の概念に関するアドバイスを数多くいただいた。メルロ＝ポンティの精神分析受容はとかく難解である。原先生の助言で、一歩引いた視点からそれを考えることができるようになった。リシール門下で兄弟子にあたる村上靖彦先生（大阪大学）からは、学会発表のたびに有益なご指摘をいただいた。村上先生の精力的な研究活動と斬新な発想に、著者はいつも良い刺激を受けている。目標としてこれからも見習ってゆきたい。パリ東（旧第12）大学博士課程で指導を受けたリシール教授からは、フッサール現象学を叩き込んでもらった。フッサールを本格的に学び博士論文を執筆したおかげで、メルロ＝ポンティの現象学を引いた地点から見られるようになったのはリシール教授のおかげである。精神病理学の重要性を再確認したのも、彼の指導を受けていた時代である。

著者は、現在、日本学術振興会のＰＤ研究員として研究活動に従事している（研究課題「メルロ＝ポンティの哲学における意味の喪失と再生の関係性について」、課題番号一〇Ｊ〇二六五四）。この機関の研究助成がなければ、本研究は完成しなかったはずである。関係者各位に感謝申し上げたい。

人文書院の松岡隆浩さんには、本書の編集作業を担当していただいた。本の出版など生まれて初めてのことであり、右往左往する著者を入念な校正と的確なアドバイスで引っ張ってくれた。松岡さんのアシストがなければ、本書は日の目を見ることをなかったはずである。

他にも数多くの人たちに陰日向でお世話になった。すべての人に謝意を表明しつつ、ひとまずここで筆をおきたい。

二〇一二年七月　静岡にて　著者　識

初出一覧

本論は以下の既刊論文と発表原稿を基本としている。ただし、初出の時と比べて、内容は大幅に――ある意味では、原型をとどめないほどに――加筆・修正されている。

序論　書き下ろし
序章　書き下ろし

第一部
第一章　静岡大学哲学会発表原稿「モーリス・メルロ＝ポンティ『行動の構造』における病的現象の位相」、静岡大学、二〇一一年一一月三日。
第二章「人間の経験における平板化の現象――『知覚の現象学』におけるシュナイダー症の分析を手がかりにして」、『文化と哲学』第二五号、静岡大学哲学会編、二〇〇八年、三七―五四ページ。
第三章「メルロ＝ポンティとゴルトシュタイン――病理的現象の記述に関する方法的考察」、『メルロ＝ポンティ研究』第一三号、日本メルロ＝ポンティ・サークル編、二〇〇九年、三―一八ページ。

第二部

第一章　「幻影肢現象の歴史的視点からの考察――シャルコー、レルミット、メルロ＝ポンティ」、『年報　地域文化研究』第一二号、東京大学大学院総合文化研究科地域文化研究専攻編、二〇〇八年、一九五―二二〇ページ。

第二章　「政治の病理学――メルロ＝ポンティによるサルトル情緒理論の受容をめぐって」、『メルロ＝ポンティ研究』第一四号、日本メルロ＝ポンティ・サークル編、二〇一〇年、三九―五五ページ。

第三部

第一章　「性の脱中心化と身体の中心化――モーリス・メルロ＝ポンティ『知覚の現象学』における性理論の再考察」、『レゾナンス』第七号、東京大学教養学部フランス語・イタリア語部会『レゾナンス』編集委員会編、二〇一一年、七八―八四ページ。

第二章　日仏哲学会発表原稿「メルロ＝ポンティ『知覚の現象学』における分裂病の分析の位相について――現象学的病理学の二つの方向性」日仏哲学会、大阪大学、二〇一一年九月一一日。

第三章　「精神分析と現象学――モーリス・メルロ＝ポンティ『受動性講義』における症例ドーラの解釈をめぐって」、『精神分析と人文学　問題としての「欲望」』（UTCPブックレット第二〇巻）、東京大学COEプログラム「共生のための哲学・教育センター（UTCP）」編、二〇一一年、一六五―一八五ページ。

第四章 「後期メルロ＝ポンティの思想におけるクロード・シモンの位相について」、『AZUR』第一二号、成城大学フランス語フランス文化研究会編、二〇一一年、一九―三五ページ。

人名索引

ま 行

ら 行

事項索引

あ 行

か 行

さ 行

た　行

な　行

は　行

ま　行

や　行

参照文献と略号

1．本文中で言及されるメルロ＝ポンティ（Maurice Merleau-Ponty）の著作とその略号

- [SC]：*La structure du comportement* (1942), Paris, PUF, coll. «Quadrige», 1990（メルロ＝ポンティ『行動の構造』滝浦静雄、木田元訳、みすず書房、1974年）.

-[PhP]：*Phénoménologie de la perception* (1945), Paris, Gallimard, coll. «Tel», 1998（メルロ＝ポンティ『知覚の現象学』（1・2）竹内芳郎、小木貞孝、他訳、みすず書房、1967年）.

-[HT]：*Humanisme et Terreur. Essai sur le problème communiste*, Paris, Gallimard, 1947（メルロ＝ポンティ『ヒューマニズムとテロル　共産主義の問題に関する考察』合田正人訳、メルロ＝ポンティ・コレクション6、みすず書房、2002年）.

- [Paranoïa]：«La politique paranoïaque» (1948), in *Signes*, Paris, Gallimard, 1960, pp. 309-328（メルロ＝ポンティ「パラノイア的政治」朝比奈誼訳、『シーニュ2』、みすず書房、1979年、158-178ページ）.

-[EP]：*Eloge de la philosophie* (1953), in *Eloge de la philosophie et autres essais*, Paris, Gallimard, coll. «Folio essais», 2008, pp. 11-70（「哲学をたたえて」、『眼と精神』、滝浦静雄、木田元訳、みすず書房、1995年、193-250ページ）.

-[AD]：*Les aventures de la dialectique* (1955), Paris, Gallimard, coll. «Folio essais», 2000（メルロ＝ポンティ『弁証法の冒険』滝浦静雄、木田元、他訳、みすず書房、1984年）.

-[Œ]：*L'Œil et l'esprit* (1960), Paris, Gallimard, coll. «Folio essais», 1999.（メルロ＝ポンティ『眼と精神』、滝浦静雄、木田元訳、みすず書房、1995年、251-301ページ）.

-[VI]：*Le visible et l'invisible*, suivi de *Notes de travail* (1964), texte établi par Claude Lefort, accompagné d'un avertissement et d'une postface, Paris, Gallimard, coll. «Tel», 1999（メルロ＝ポンティ『見えるものと見えないもの（付・研究ノート）』、滝浦静雄、木田元訳、みすず書房、1993年）.

-[PE] : «La philosophie de l'existence», *Dialogue* (*Revue canadienne de la philosophie*), décembre 1966, pp. 307-322 (メルロ＝ポンティ「実存の哲学」、『知覚の本性』、加賀野井秀一編訳、法政大学出版局、1988年、91-118ページ).
-[PM] : *La prose du monde* (1969), Paris, Gallimard, coll. «Tel», 1999 (メルロ＝ポンティ『世界の散文』滝浦静雄、木田元訳、みすず書房、1979年).
-[PP] : *Le primat de la perception et ses conséquences philosophiques* («Projet de travail sur la nature de la perception», 8 avril 1933, pp. 9-14 ; «La Nature de la perception», 21 avril 1934, pp. 15-38 ; «Le primat de la perception...», 4 octobre 1947), Lagrasse, Verdier, 1996 (メルロ＝ポンティ『知覚の本性　初期論文集』加賀野井秀一訳、みすず書房、1988年).
-[Notes 1959-1961] : *Notes de cours 1959-1961*, Paris, Gallimard, coll. «Bibliothèque de philosophie», 1996.
-[CS] : *Psychologie et pédagogie de l'enfant. Cours de Sorbonne 1949-1952*, Lagrasse, Verdier, coll. «Filosofia», 2001.
-[NCS] : «Notes sur Claude Simon» (*Médiations*, 1961), in *Parcours deux. 1951-1961*, Lagrasse, Verdier, coll. «Filosophia», 2001, pp. 310-316.
-[Notes 1954-1955] : *L'Institution. La Passivité. Notes de cours au Collège de France (1954-1955)*, Paris Belin, coll. «Littérature et politique», 2003.
-[Notes 1953] : *Le monde sensible et le monde de l'expression. Cours au Collège de France Notes, 1953*, texte établi et annoté par Emmanuel de Saint Aubert et Stefan Kristensen, Genève, Mētis Presses, 2011.

2．メルロ＝ポンティが言及した文献とその略号

メルロ＝ポンティの著作以外に、本文で言及される主なテクストと、その略号は下記の通りである。引用および言及に際して、略号とページ数を明記する。邦訳のあるものは、そのページ数も併記する。

Alain, [Alain Œuvres I] : *Propos*, tome I, Œuvres complètes, Paris, Gallimard, coll. «Pléiade», 1956.
Benary (Wilhelm), [Benary 1922] : "Studien zur Untersuchungen der

Intelligenz bei einem Fall von Seelenblindheit", *Psychologische Forschung. Zeitschrift für Psychologie und ihre Grenzwissenschaften*, Berlin, Julius Springer, 1922, pp. 209-297.

Bergson (Henri), [Bergson 1896] : *Matière et Mémoire. Essai sur la relation du corps à l'esprit* (1896), Paris, PUF, coll. «Quadrige», 1999 (アンリ・ベルクソン『物質と記憶』田島節夫訳、ベルクソン全集2、白水社、1975年).

Binswanger (Ludwig), [Binswanger 1930] : "Traum und Existenz" (1930), *Ausgewählte und Aufsätze*, Bd. 1, *Zur phänomenologischen Anthropologie*, Bern, Francke, 1947, pp.74-97. (ルートヴィッヒ・ビンスヴァンガー「夢と実存」荻野恒一訳、『現象学的人間学』、みすず書房、1967年、94-129ページ).

- [Binswanger 1935] : "Über Psychotherapie", *Der Nervenarzt*, Berlin, Julius Springer, 1935, pp. 113-121; pp. 180-189. (ルートヴィッヒ・ビンスヴァンガー「精神療法について」荻野恒一訳、『現象学的人間学』、みすず書房、1967年、180-215ページ).

Blanchot (Maurice), [Blanchot 1950] : «Le musée, l'art et le temps», *Critique*, Paris, 1950, pp. 195-208.

Boumann (L.) und **Grünbaum (A. A.)**, [Boumann und Grünbaum 1925] : "Experimentell-psychologische Untersuchungen zur Apasie und Paraphasie", *Zeitschrift für die gesamte Neurologie und Psychiatrie*, Berlin, Julius Springer, 1925, pp. 481-538.

Buytendijk (F.-J.-J.), [Buytendijk 1931] : «Le cerveau et l'intelligence», *Journal de Psychologie normale et pathologique*, n°5-6, Paris, Felix Alcan, 1931, pp. 345-371.

Cassirer (Ernst), [Cassirer 1929] : *Philosophie der symbolischen Formen* (1929), dritter Teil : *Phänomenologie der Erkenntnis*, Hamburg, Felix Meiner Verlag, 2002.

Descartes (René), [AT VII] : *Meditationes de prima philosophia* (1641), Œuvres de Descartes, tome VII, publiés par Charles Adam et Paul Tannery, Paris, J. Vrin, 1973 (ルネ・デカルト『省察』井上庄七、森啓訳、世界の名著81、中央公論社、1978年).

-[AT VIII-1] : *Principia Philosophiæ/Principes*, Œuvres de Descartes, tome VIII-1/IX-2, publiés par Charles Adam et Paul Tannery, Paris,

J. Vrin, 1973/1971（デカルト『哲学の原理』井上庄七他訳、科学の名著第II期 7 、朝日出版社、1988年）.

Fisher（Franz）, ［Fischer 1929］: “Zeitstruktur und Schizophrenie”, *Zeitschrift für die gesamte Neurologie und Psychiratrie*, Berlin, Julius Springer, 1929, pp. 544-574.

-［Fischer 1930］: “Raum-Zeitstruktur und Denkstörung in der Schizophrenie”, *Zeitschrift für die gesamte Neurologie und Psychiratrie*, Berlin, Julius Springer, 1930, pp. 241-256.

Freud（Sigmund）, ［GW-II/III］: *Die Traumdeutung*（1900）. *Über den Traum*（1901）, Gesammelte Werke Bd. II/III, Frankfurt am Main, S. Fischer, 1942（ジークムント・フロイト『夢解釈』I/II,『フロイト全集』4/5、新宮一成訳、岩波書店、2007／2011年）.

-［GW-V］: “Bruchstück einer Hysterie-Analzse”, *Werke aus den Jahren 1904-1905*, Gesammelte Werke Bd. V, Frankfurt am Main, S. Fischer, 1981, pp.161-286.（フロイト「あるヒステリー分析の断片〔ドーラ〕」渡邉俊之、草野シュワルツ美穂子訳、『フロイト全集』6 、岩波書店、1-161ページ）.

Goldstein Kurt（Kurt）, ［Goldstein 1927］: “Die Lokalisation in der Großhirnrinde. Nach den Erfahrungen am kranken Menschen”, in *Handbuch der normalen und pathologischen Physiologie*, Bd. X, Berlin, Julius Springer, 1927, pp. 600-842.

-［Goldstein 1931］: “Über Zeigen und Greifen”（1931）, *Selected Papers/Ausgewälte Schriften*, Martinus Nijhoff, coll. «Phaenomenologica» 43, 1971, pp. 263-281.

-［Goldstein 1934］: *La structure de l'organisme*（1934）, Paris, Gallimard, 1951.

Goldstein（Kurt） und **Gelb（Adhémar）**, ［Gelb und Goldstein 1920］: *Psychologische Analysen hirnpathologischer Fälle*, hrsg von Adhémar Gelb und Kurt Goldstein, Leibzig, Johann Ambrosius Barth, 1920.

-［UF］: “Über Farbennamenamnesie”（1924）, in *Selected Papers/Ausgewählte Schriften*, Martinus Nijhoff, coll. «Phaenomenologica» 43, 1971.

Gurwitsch（Aron）, ［Gurwitsch 1937］: *Esquisse de la phénoménologie constitutive*（1937）, édute par José Huertas-Jourda, avec une

introduction de Lester Embree, Paris, J. Vrin, 2002.

Hegel (G. W. F.), [Hegel VPhG] ; *Vorlesungen über die Philosophie der Geschichte*, Frankfurt am Mein, Suhrkamp, 1970（ヘーゲル『歴史哲学講義』長谷川宏訳、岩波文庫、1994年）.

Husserl (Edmund), [Hua. I] : *Cartesianische Meditationen und Pariser Vorträge*, Husserliana Bd. I, hrsg. und eingeleitet von S. Strasser, Dordrecht/Boston/London, Kluwer Academic Publishers, 1991

-[Hua. III-1] : *Ideen zur reinen Phänomenologie und phänomenologischen Philosophie.* Erstes Buch : *Allgemeine Einführung in die reine Phänomenologie* (1913), Husserliana Bd. III-1, neu hrsg. von Karl Schumann, Den Haag, Martinus Nijhoff, 1976.

-[Hua. IV] : *Ideen zu reinen Phänomenologie und phänomenologischen Philosophie.* Zweites Buch : *Phänomenologische Untersuchungen zur Konstitution* (1924-1925), Husserliana Bd. IV, hrsg. von Marly Biemel, Dordrecht/Boston/London, Kluwer Academic Publishers, 1991.

-[Hua. VI] : *Die Krisis der europäischen Wissenschaften und die transzendentale Phänomenologie*, Husserliana Bd. VI, hrsg. von W. Biemel, 2 Auflage, Haag Martinus Nijhoff, 1962.

-[Hua. X] : *Zur Phänomenologie des inneren Zeitbewußtseins (1893-1917).* Husserliana Bd. X, hrsg. von Rudolf Boehm, Den Haag, Martinus Nijhoff, 1969.

-[EU] : *Erfahrung und Urteil. Untersuchungen zur Genealogie der Logik* (1938), Redigiert und hrsg. von Ludwig Landgrebe, Hamburg, Felix Meiner, 1999.

Lhermitte (Jean), [Lhermitte 1939] : *L'Image de notre corps* (1939), préface de Jacques Chazaud, Paris, L'Harmattan, coll. «Psychanalyse et civilisation», 1998.

Malraux (André), [Malraux 1948] : *La création artistique*, in *Psychologie de l'art*, Genève, Skira, 1948.

Minkowski (Eugène), [Minkowski 1933] : *Le temps vécu. Etudes phénoménologiques et psychopathologiques*, Paris, J. L. L. D'Artrey, 1933.

Panofsky (Erwin), [Panofsky 1975] : *La perspective comme forme*

symbolique et autres essais (Leipzig, 1927), traduction sous la direction de Guy Ballangé, préface de Marisa Dalai Emiliani, Paris, Les Editions de Minuit, coll. «Le sens commun», 1975.

Pavlov (Ivan), [Pavlov 1963] : *Réflexes conditionnels et inhibitions*, Genève, Gonthier, coll. «Bibliothèque Médiations», 1963.

Piéron (Henri), [Piéron 1923] : *Le cerveau et la pensée*, Paris, Félix Alcan, 1923.

Sartre (Jean-Paul), [Sartre 1938] : *Esquisse d'une théorie des émotions* (1938), Paris, Hermann, 1995.

-[Sartre 1943] : *L'être et le néant. Essai d'ontologie phénoménologique* (1943), Paris, Gallimard, coll. «Tel», 1996.

-[Sartre 1954] : «Les communiste et la paix» (*Les temps modernes*, n°81, juillet 1952 ; 84-8, octobre-novembre 1952 ; 102, avril 1954), in *Situations, VI. Problèmes du marxisme, 1*, Paris, Gallimard, 1964 (サルトル「共産主義者と平和」白井健三郎訳、『シチュアシオンVI　マルクス主義の問題１』、人文書院、1970年、66-319ページ).

Schilder (Paul), [Schilder 1923] : *Das Körperschema. Ein Beitrag zur Lehre von Bewusstsein des eigenen Körpers*, Berlin, Julius Springer, 1923.

-[Schilder 1935] *L'Image du corps. Etude des forces constructives de la psyché* (*The image and Appearance of the Human Body ; Studies in the Constructive Energies of the Psyche*, Londre, K. Paul, Trench, Trubner, 1935), traduit (1950) de l'anglais par François Gantheret et Paul Truffert, avant propos et bibliographie des travaux de P. Schilder par François Gantheret, Paris, Gallimard, coll. «Connaissance de l'Inconscient», 1968.

Simon (Claude), [Le vent] : *Le vent. Tentative de restitution d'un retable baroque*, Paris, Les Editions de Minuit, 1957 (クロード・シモン『風　バロック風装飾衝立復元の試み』平岡篤頼訳、世界の文学23、集英社、1977年、207-388ページ).

-[L'herbe] : *L'herbe*, Paris, Les Editions de Minuit, 1958 (シモン『草』菅野昭正訳、『現代フランス文学13人集』４、新潮社、1966年、133-275ページ).

-[FL] : *La route des Flandres*, Paris, Les Editions de Minuit, 1960 (シモン

『フランドルへの道』平岡篤頼訳、白水社、2004年).
-[Entretiens] : Madeleine Chapsal, «Claude Simon» (novembre 1960), in *Quinze écrivains. Entretiens*, Paris, Julliard, 1963, pp. 163-171.

Steinfeld (Julius), [Steinfeld 1927] : "Ein Beitrag zur Analyse der Sexualfunktion", *Zeitschrift für die gesamte Neurologie und Psychiatrie*, Berlin, Julius Springer, 1927, pp. 172-183.

Von Weizsäcker (Viktor), [Weizsäcker 1927] : "Reflexgesetze", in *Handbuch der normalen und pathologischen Physiologie*, Bd. X, Berlin, Julius Springer, 1927, pp. 35-102.

Whitehead (Alfred North), [Whitehead 1955] : *The Concept of Nature* (1920), Tarner Lectures delivered in Trinity College November 1919, Cambridge University Press, 1955.

Van Woerkom (W), [Woerkom 1925] : "Über Störungen in Denken bei Aphasiepatienten. Ihre Schwierigkeiten beim Erfassen elementarer Beziehungen", *Monatsschrift für Psychiatrie und Neurologie*, Berlin, Verlag von S, Karger, 1925, pp. 256-322.

3. 本論で言及されたその他の文献

Aristotle, [Aristotle Ethics] : *The Nicomachean Ethics*, London, William Heineman, Ltd.,1956 (アリストテレス『ニコマコス倫理学』、アリストテレス全集13、加藤信郎訳、岩波書店、1973年).

Bernard (Claude), [Bernard 1865] : *Introduction à l'étude de la médicine expérimentale* (1865), Paris, Garnier-Flammarion, 1966.

Binswanger (Ludwig), [Binswanger 1960] : *Melancholie und Manie. Phänomenologische Studien*, Pfullingen, Günther Neske, 1960 (『うつ病と躁病　現象学的試論』山本巌夫、宇野昌人、森山公夫訳、みすず書房、1972年).

Cabestan (Philippe), [Cabestan 2004] : *L'être et la conscience. Recherches sur la psychologie et l'ontophénoménologie sartriennes*, Bruxelles, Ousia, 2004.

Canguilhem (George), [Canguilhem 1943] : *Le normal et pathologique* (1943), Paris, PUF, coll. «Quadrige», 2009.

Castoriadis (Cornelius), [Castoriadis 1975] : *L'institution imaginaire de la société*, Editions du Seuil, coll. «points essais», 1975.

Charcot (Jean-Martin), [Charcot 1888] : *Leçons du mardi à la Salpêtrière* (1887-1888), tome 1/2, Paris, Claude Tchou, coll. «Introuvables», 2002.

Cogny (Pierre), [Cogny 1976] : *Zola et son temps*, Paris, Larousse, coll. «Textes pour aujourd'hui», 1976.

Comte (Auguste), [Comte 1838] : *Cours de philosophie positive* (1838), Œuvres t. III, 5e édition, Paris, éditions anthropos, 1968.

-[Comte 1854], *Appendice général du Système de politique positive* (1854), Œuvres t. X, Paris, éditions anthropos, 1970.

Dolto (Françoise), [Dolto 1984] : *L'image inconsciente du corps*, Paris, les Editions du Seuil, 1984.

Eliade (Mircea), [Eliade 1952] : *Images et symboles. Essais sur le symbolisme magico-religieux*, avant-propos de George Dumézil, Paris, Gallimard, coll. «Tell», 1952.

Freud (Sigmund), [GW-V] : "Drei Abhandlungen zur Sexualtheorie" [1905], *Werke aus den Jahren 1904-1905*, GW Bd. V, Frankfurt am Main, S. Fischer, 1981, pp. 27-145.（フロイト「性理論のための三篇」渡邉俊之訳、『フロイト全集』6、岩波書店、2009年、163-310ページ）.

-[GW-X] : "Zur Einführung des Narzißmus" [1914], *Werke aus den Jahren 1913-1917*, GW Bd. X, Frankfurt am Main, S. Fischer, 1981, pp. 137-170.（フロイト「ナルシシズムの導入にむけて」立木康介訳、『フロイト全集』13、岩波書店、2010年、115-151ページ）.

-[GW-XIII] : "Jenseits des Lustprinzip" [1920], *Jenseits des Lustprinzip/Massenpsychologie und Ich-Analyse/Das Ich und das Es*, GW Bd. XIII, Frankfurt am Main, S. Fischer, 1976, pp. 1-69.（フロイト「快原理の彼岸」須藤訓任訳、『フロイト全集』17、岩波書店、2010年、53-125ページ）.

Guermès (Sophie), [Guermès 1997] : *L'écho du dedans. Essai sur La Route des Flandres de Claude Simon*, Paris, Klincksieck, 1997.

Gorman (Warren), [Gorman 1967] : *Body image and the image of the brain*, St. Louis, Missouri, U.S.A., Warren H. Green, Inc., 1967.

Husserl (Edmund), [Hua. II] : *Die Idee der Phänomenologie. Funf Vorlesungen* (1907), hrsg. von Walter Biemel, Haag, Martinus

Nijhoff, 1958（フッサール『現象学の理念』長谷川宏訳、作品社、1997年）.
-［Hua. VIII］: *Erste Philosophie (1923-1924).* Zweiter Teil : *Theorie der phänomenologischen Reduktion.* Husserliana Bd. VIII, hrsg. von Rudolf Boehme, Dordrecht/Boston/London, Kluwer Academic Publishers, 1968.
-［Hua. XIII］: *Zur Phänomenologie er Intersubjektivität*, Husserliana Bd. XIV, Texte aus dem Nachlaß, Zweiter Teil: 1921-1928, hrsg. von Iso Kern, Den Haag, Martinus Nijhoff, 1973.
-［Hua. XV］:*Zur Phänomenologie er Intersubjektivität*, Husserliana Bd. XV, Texte aus dem Nachlaß, Dritter Teil: 1929-35, hrsg. von Iso Kern, Den Haag, Martinus Nijhoff, 1973.
-［Hua. XVI］: Edmund Husserl, *Ding und Raum. Vorlessungen 1907*, hrsg. von Ulrich Claesges, Husserliana Bd. 16, Den Haag, Martinus Nijhoff, 1973.
-［Hua. XXXIIII］: *Die Bernauer Manuskripte über das Zeitbewusstsein* （1917/1918）, Husserliana Bd. XXXIII, hrsg. von Rudolf Bernet und Dieter Lohmar, Dordrecht/Boston/London, Kluwer Academic Publishers, 2001.
Jones（Ernest）,［Jones 1953］: *The Life and Work of Sigmund Freud*, vol. 1, New York, Basic Books, Inc., 1953.
Kant（Immanuel）,［MdS］: *Metaphysik der Sitten*（1797）, hrsg. von Karl Vorländer, Hamburg, Felix Meiner（カント『人倫の形而上学』樽井正義、池尾恭一訳、『カント全集』11、岩波書店、2002年）.
Laplanche（J.） et **Pontalis（J.-B.）**,［Laplanche/Pontalis 1967］: *Vocabulaire de la psychanalyse*（1967）, sous la direction de D. Lagache, Paris, PUF, 2007.
Lévy-Bruhl（Lucien）,［Lévy-Bruhl 1921］: *La mentalité primitive*（1921）, Paris, Flammarion, coll. «Champ classique», 2010.
Lhermitte（Jean）,［Lhermitte et Tchehrazi］: J. Lhermitte et E. Tchehrazi, «L'image du moi corporel et ses déformations pathologique» , *L'Encéphale*, Paris, janvier 1937（vol. 1）.
Longuet（Patrick）,［Longuet 1995］: *Lire Claude Simon. La polyphonie du monde*, Paris, Les Editions de Minuit, coll. «Critique», 1995.

Mahony (Patrick J.), [Mahony 1996] : *Freud's Dora, A Psychoanalytic, Historical, and Textual Study*, New Haven and London, Yale University Press, 1996.

Minkowski (Eugène), [Minkowski 1927] : *La schizophrénie* (1927), Paris, Payot, 2002.

Piaget (Jean), [Piaget 1940] : «Le développement mental de l'enfant» (1940), in *Six études de psychologie* (1964), Saint-Amand, Denoël, coll. «Folio essais», 1999, pp. 11-101.

Richir (Marc), [Richir 2000] : *Phénoménologie en esquisses. Nouvelles fondations*, Grenoble, Jérôme Millon, coll. «Krisis», 2000.

- [Richir 2004] : *Phantasia, imagination, affectivité. Phénoménologie et anthropologie phénoménologique*, Grenoble, Jérôme Millon, coll. «Krisis», 2004.

- [Richir 2008] : «La refonte de la phénoménologie», in *Annales de Phénoménologie*, n°7, Amiens, Association pour la promotion de la phénoménologie, 2008, pp. 199-212 (マルク・リシール、「現象学の鋳直し」澤田哲生訳、『現代思想　フッサール：現象学の深化と拡張』、12月臨時増刊号、青土社、2009年12月、314-331ページ).

Sawada (Tetsuo), [Sawada 2011] : «Schéma corporel et image corporelle en phénoménologie», *Annales de phénoménologie*, n°10, Amiens, Association pour la promotion de la phénoménologie, 2011, pp. 177-193.

- [Sawada 2012] : «Phénomène du cercle fermé dans le dessin enfantin», *Annales de phénoménologie*, n°11, Amiens, Association pour la promotion de la phénoménologie, 2012, pp. 201-220.

De Waelhens (Alfonse), [Waelhens 1956] : «L'orientation phénoménologique», in *Les philosophes célèbres*, Paris, Mazenod Lucien, 1956, pp. 322-329.

4. 本論で言及されたメルロ＝ポンティの研究文献（欧文）

Bimbenet (Etienne), [Bimbenet 2004] : *Nature et humanité. Le problème anthropologique dans l'œuvre de Merleau-Ponty*, Paris, J. Vrin, 2004.

Dastur (Françoise), [Dastur 2001] : *Chair et Langage. Essais sur Merleau-Ponty*, La Versanne, Encre Marine, 2001.

Duffy (Jean), [Duffy 1992] : «Claude Simon, Merleau-Ponty and Perception», *French Studies*, Oxford, vol. 46, No.1, 1992, pp. 33-52.

Hirose (Koji), [Hirose 2004] : *Problématique de l'institution dans la dernière philosophie de Maurice Merleau-Ponty*, Numéro spécial des Etudes de Langues et de Cultures, n°2, Institut de Langue et de Cultures Modernes, Université de Tsukuba, 2004.

Ménasé (Stéphanie), [Ménasé 2003] : *Passivité et création. Merleau-Ponty et l'art moderne*, Paris, PUF, 2003.

Mercury (Jean-Yves), [Mercury 2005] : *La chair du visible. Paul Cézanne et Maurice Merleau-Ponty*, Paris, L'Harmattan, 2005.

Patočka (Jan), [Patočka 1995] : *Papiers phénoménologiques*, Grenoble, Jérôme Millon, coll. «Krisis», 1995.

Pontalis (J.-B.), [Pontalis 2008] : «Notes sur le problème inconscient chez Merleau-Ponty», in *Maurice Merleau-Ponty. La Nature ou le monde du silence*, sous la direction d'Emmanuel de Saint Aubert, Paris, Hermann, 2008, pp. 255-278.

Pontremoli (Edouard), [Pontremoli 1992] : «Description fragmentaire d'un désastre. Sur Merleau-Ponty et Claude Simon», in *Merleau-Ponty, phénoménologie et expériences*, textes réunis par Marc Richir et Etienne Tassin, Grenoble, Jérôme Millon, coll. «Krisis», 1992, pp. 139-159.

Sawada (Tetsuo), [Sawada 2010] : «Analyse phénoménologique du comportement enfantin chez Maurice Merleau-Ponty», *Thinking in Dialogue with Humanities. Paths into the Phenomenology of Merleau-Ponty*, Bucharest, Zeta Books, 2010, pp. 140-154 ; pp. 464-466 (notes).

De Saint-Aubert (Emmanuel), [Saint-Aubert 2006] : *Vers une ontologie indirecte. Sources et enjeux critiques de l'appel à l'ontologie chez Merleau-Ponty*, Paris, J. Vrin, 2006.

-[Saint-Aubert 2011] : «Conscience et expression. Avant-propos», in M. Merleau-Ponty, *Le monde sensible et le monde de l'expression. Cours au Collège de France Notes, 1953*, Genève, Mētis Presses, 2011, pp. 7-38.

Sichère (Bernard), [Sichère 1982] : *Merleau-Ponty ou le corps de la*

philosophie, préface de Jean-Tousaint Desanti, Paris, Bernard Grasset, 1982.

De Waelhens (Alfonse), [Waelhens 1970] : *Une philosophie de l'ambiguïté. L'existentialisme de Maurice Merleau-Ponty*, Louvain, Nauwelaerts, 1970.

5. 本論で言及されたメルロ＝ポンティの研究文献（日本語）

加賀野井秀一 [加賀野井 1988]：『メルロ＝ポンティと言語』、世界書院、1988年。

- [加賀野井 2009]：『メルロ＝ポンティ　触発する思想』、白水社、2009年。

加國尚志 [加國 2010]：「世界の肉　メルロ＝ポンティとクロード・シモンについての小さな考察」『メルロ＝ポンティ　哲学のはじまり・はじまりの哲学』、道の手帖、河出書房新社、2010年、161-167ページ。

金田耕一 [金田 1996]：『メルロ＝ポンティの政治哲学』、早稲田大学出版局、1996年。

木田元 [木田 1984]：『メルロ＝ポンティの思想』、岩波書店、1984年。

ギャラガー（ショーン） [ギャラガー 2008]：「間身体性と間主観性　メルロ＝ポンティ、認知科学、心の理論への批判」澤田哲生訳、『現代思想　メルロ＝ポンティ：身体論の深化と拡張』、12月臨時増刊号、青土社、2008年12月、288-299ページ。

竹内幸哉 [竹内 1997]：「客観的思考と現象学的態度」、『メルロ＝ポンティ研究』第３号、日本メルロ＝ポンティ・サークル、1997年、15-36ページ。

西岡けいこ [西岡 2005]：『教室の生成のために　ワロンとメルロ＝ポンティに導かれて』、教育思想叢書６、勁草書房、2005年。

- [西岡 2007]「奥行きに開かれた歴史的身体　ソルボンヌ教育学講義を基点にメルロ＝ポンティを再読する展望のなかで」、『メルロ＝ポンティ』研究第12号、日本メルロ＝ポンティ・サークル、2007年12月、35-50ページ。

廣瀬浩司 [廣瀬 1995]：「技術的対象の現象学　ジルベール・シモンドン思想の射程（２）」、『外国語学科研究紀要』フランス語教室論文集第43巻２号、東京大学教養学部外国語科編、1995年、79-94ページ。

- [廣瀬 2001]：「幻影の身体と道具の生成　メルロ＝ポンティ幻影肢論の

射程」、筑波大学『言語文化論集』56号、2001年3月、31-49ページ。
松葉祥一［松葉 2010］：『哲学的なものと政治的なもの　開かれた現象学のために』、青土社、2010年。
村上隆夫［村上 1992］：『メルロ＝ポンティ』、Century Books, 清水書院、1992年。
山崎純［山崎 1987］：「世界の散文　ヘーゲルとメルロ＝ポンティ」、『文化と哲学』第6号、静岡大学哲学会編、1987年、28-50ページ。

6. 本論で言及されたその他の日本語文献

稲垣諭［稲垣 2007］：『衝動の現象学』、知泉書院、2007年。
川口有美子［川口 2009］：『逝かない身体　ALS的日常を生きる』、シリーズ　ケアをひらく、医学書院、2009年。
木村敏［著作集2］：『時間と他者／アンテ・フェストゥム論』、木村敏著作集2、弘文堂、2001年。
霜山徳爾［霜山 1975］：『人間の限界』、岩波新書、1975年。
立木康介［立木 2007］：『精神分析と現実界　フロイト／ラカンの根本問題』、人文書院、2007年。
松尾國彦［松尾 2004］：「『フランドルへの道』における《一語ごとのフィクション》」、『松尾國彦論集』、講談社出版サービスセンター、非売品、2004年、191-205ページ。
松宮秀治［松宮 2009］：『ミュージアムの思想』、白水社、2009年。
美馬達哉［美馬 2010］：『脳のエシックス　脳神経倫理学入門』、人文書院、2010年。
村上靖彦［村上 2011］：『治癒の現象学』、講談社選書メチエ、2011年。
［看護研究44-1］：『看護研究』、Vol. 44 No. 1, 2011年2月号：現象学的研究における「方法」を問う、医学書院。

7. 参考資料

『医学大辞典』、南山堂、1990年。

『現象学辞典』木田元、野家啓一、村田純一、鷲田清一編、弘文堂、1994年。

『精神医学事典』加藤正明他編、弘文堂、1993年。

『DSM-IV-TR精神疾患の診断・統計マニュアル　新訂版』American Psychiatric Association編、高橋三郎、大野裕、染谷俊幸訳、医学書

院、2004年。
『薬科学大辞典』薬科学大辞典編集委員会、廣川書店、1983年。

著者略歴

澤田哲生（さわだ・てつお）

1979年、静岡県生まれ。パリ東（旧第12）大学クレテイユ校人文社会科学研究科博士課程哲学・認識論専攻修了（人文科学博士号「哲学・認識論」取得、2008年）。東京大学大学院総合文化研究科地域文化研究専攻博士課程単位取得満期退学（2009年）。現在、日本学術振興会特別研究員（PD）、静岡大学非常勤講師。

ISBN978-4-409-04103-1 C3010

メルロ＝ポンティと病理の現象学

二〇一二年九月　五日　初版第一刷印刷
二〇一二年九月一五日　初版第一刷発行

著　者　澤田哲生
発行者　渡辺博史
発行所　人文書院
〒六一二-八四四七
京都市伏見区竹田西内畑町九
電話〇七五（六〇三）一三四四
振替〇一〇〇〇-八-一一〇三

印刷　亜細亜印刷株式会社
製本　坂井製本所
装丁　間村俊一

乱丁・落丁本は小社送料負担にてお取替致します。

http://www.jimbunshoin.co.jp/